Dr. Farokh Master

- Gemütssymptome bei Schwangeren und Ihr Einfluss auf den Fötus
- Bettnässen (Enuresis)
- Homöopathie bei Laktose-Unverträglichkeit

Impressum

Herausgeber & Verlag: Peter Irl
Homöopathie Fachverlag und Vertrieb
Autor: Dr. Farokh Master
Übersetzung: Susanne Isphording, HP und Mag. phil.
Lektorat: Carola Irl
Layout & Satz: Peter Irl
Homöopathie Fachverlag und Vertrieb
Vertrieb: Peter Irl
Homöopathie Fachverlag und Vertrieb
Neurieder Str. 8
82131 Buchendorf bei München
Tel.: 089/893563-0 • Fax: 089/89305321
Internet: www.irl.de
E-Mail: info@irl.de

3. unveränderte Auflage 2008

ISBN 978-3-933666-08-6

Inhalt

Dr. Farokh J. Master

Gemütssymptome bei Schwangeren und ihr Einfluss auf den Fötus

Vorwort

In diesem Buch werden bestimmte Gemütssymptome von Frauen während ihrer Schwangerschaft beschrieben und deren mögliche Auswirkungen auf das ungeborene Kind. Obwohl wir bis heute nur sehr wenig über den menschlichen Geist wissen, gibt es bereits sehr genaue Studien über dessen Einfluss auf den körperlichen Zustand von Mutter und Kind.
Dieser Gedanke kam mir beim Lesen der Werke von Dr. J.T. Kent, George Vithoulkas und V. Ghegas.
Die Kapitel dieses Buches sind wie folgt gegliedert:
Der erste Teil behandelt Themen, die mir des öfteren in meiner Privatpraxis begegnet sind. Für die Beschreibung der Arzneimittel waren mir die Bücher von Tinus Smits und Paul Herscu eine große Hilfe.
Der zweite Teil beschreibt Erkrankungen, zu denen Mutter und Kind aufgrund ihrer konstitutionellen Schwäche tendieren.
Anmerkung der Übersetzerin: Es ist zu beachten, dass die sehr einfachen und anschaulichen Beispiele aus der indischen Kultur stammen und wortgetreu übersetzt wurden.

Einführung

Das Leben eines Menschen beginnt bereits im Uterus. Dort kann er sowohl leid- als auch freudvolle Momente erleben, die später sein Gemüt prägen. Dr. Samuel Hahnemann wusste um dieses Prinzip. Er erkannte als Erster, dass eine gezielte Therapie während der Schwangerschaft, die Entwicklung des Fötus günstig beeinflussen kann. Mit den heutigen fortgeschrittenen wissenschaftlichen Methoden ist es jetzt möglich, die ständige Interaktion zwischen Mutter und Fötus aufzuzeigen und zu bestätigen, wie stark jedes Geschehen mit dieser Beziehung verbunden ist – einer Beziehung, zu der beide in gleichem Maße beitragen. Mit Hilfe von Ultrasonographie gelang es Dr. Massimo Polidono aus Neapel, die unterschiedlichen Bewegungen des Embryos bzw. Fötus, seine Kommunikation und sein Verhalten zu untersuchen und auf brillante Weise darzustellen.

Ein Blick auf das zentrale Nervensystem

Um diesen komplexen Übertragungsmechanismus des Gemütszustandes einer werdenden Mutter auf das ungeborene Kind besser verstehen zu können, lassen Sie uns die Entwicklung eines Embryos im Detail betrachten:
Während der gesamten embryonalen Phase entwickeln sich frühe neuronale Kreisläufe auf der Basis einer strengen Koordination von komplexen zeitlich-räumlichen Abläufen.
Jegliche Veränderung dieses komplexen Zusammenspiels vermindert die Präzision der neuronalen Kreisläufe.
Ein solcher Schaden ist höchstwahrscheinlich später nicht mehr zu beheben, da Neuronen nicht die Fähigkeit besitzen, sich zu vermehren.
Das genetische Patrimonium regelt nur ein paar Aspekte der Bildung, Migration, Reife und des Absterbens von Neuronen, während epigenetische Faktoren einen sehr großen Einfluss auf das Ausmass ihrer Ausbreitung und ihrer zeitlichen Anordnung besitzen.

ALTER	TYPISCHE BEWEGUNGEN
erstes Trimester	
6 – 8 Wochen	wurmähnliche Bewegungen
9 Wochen	Kopfbeuge-Reflex gegenüber Stimuli in der perioralen Zone
zweites Trimester	
15 Wochen	Saug- und Schluckmechanismen reifen aus
20 Wochen	Koordinationsreflexe
drittes Trimester	
28 Wochen	Beugen und Strecken der Glieder: springen, krabbeln, klettern, sich fortbewegen
die folgenden Wochen	Verhaltensmuster verfeinern sich. Atemähnliche Bewegungen nehmen zu.

Beobachtung

Das emotionale Leid eines Fötus zeigt sich sowohl in einer verminderten Anzahl von Bewegungsabläufen als auch in einer Regression in primitive Verhaltensmuster und einer Verlängerung der Schwangerschaft.

Beispiele

- Wird die werdende Mutter plötzlich erschreckt, reagiert der Fötus mit einer sehr starken Übererregbarkeit und eindeutigen Bewegungen.
- Erlebt die Mutter eine tiefe Depression, zeigt sich eine ausgeprägte Verminderung der Bewegungen.
- Bewegungs- und Verhaltensmuster des Fötus bilden eine Art Sprache, um mit der Mutter zu kommunizieren.
  z.B.
  Fötus tanzt: Carcinosinum
  Extreme Bewegungen des Fötus: Crocus sativus
  Fötus bewegt sich nur wenig: Medorrhinum, Opium, Caulophylum, Silicea, Thuja, Naja, Carcinosinum, Lyssinum, Hura brasiliensis.

Der Gemütszustand

Jeder Mensch auf dieser Welt befindet sich in einem gewissen Gemütszustand.
Was ist ein Gemütszustand?
Ein solcher Zustand besteht aus einem Symptomenkomplex, dessen versteckte Bedeutung sich erst bei genauer Analyse enthüllt.

Beispiel

Ein junger Mann fühlt sich in einem dunklen Zimmer und in der Gegenwart von Fremden sehr unwohl. Er ist sehr vorsichtig, klammert sich an Personen oder Möbel, hat einen starken Wunsch nach Gesellschaft, besonders in der Nacht, nächtliche Delirien, die Wahnidee, er sei allein in der Wildnis, angstmachende Wahnideen, Wahnideen von Todesnähe und dass ihn Hunde anfallen, Angst, nachts allein zu sein, Angst vor Bösem und vor Verletzungen.
Dieses Bild beschreibt einen Angstzustand. Wenn dieser Angst eine Ursache zugrunde liegt, ist ein solcher Zustand mehr als verständlich. Ich würde sagen, er entspricht vollkommen der Ursache.
Aber angenommen, es gäbe keine Ursache und Sie entdeckten einen solchen Zustand bei einem Patienten. Woher stammt dieser? Sicherlich aus vergangenen Erlebnissen des Patienten. Dieser Mensch hat eine sehr beängstigende Erfahrung gemacht, entweder als Kind oder als Säugling. Hält die Ursache der Erregung lange an, wird die Reaktion zu einer Art Dauerzustand. Die Person empfindet es dann als ganz normal, so zu fühlen. Ich werde diesen Gemütszustand jetzt als **KÜNSTLICHEN ZUSTAND** bezeichnen.
Er wird von Dr. J.T. Kent in seiner Materia Medica,
"Kents Arzneimittelbilder Bd. 1-3" unter BORAX indirekt beschrieben.

Ich zitiere:

"Es handelt sich um einen konstitutionellen Zustand, und falls einer Borax Patientin zu Beginn der Schwangerschaft Borax gegeben wird, wird dieses Mittel die Milch als auch die Konstitution selbst verändern, so dass die Mutter fähig sein wird, das Kind zu stillen. Ich habe des öfteren einer Mutter Borax gegeben, die bereits mehrere Kinder geboren hatte und unfähig war, diese zu stillen. Ihr Fall veränderte sich derart, dass sie das nächste Baby wieder stillen konnte."
„War die Mutter eine Borax Mutter, so wird auch das Kind ziemlich sicher ein Borax Kind. Es ist gar nicht so außergewöhnlich, dass Mutter und Kind das gleiche Mittel benötigen. Oft habe ich das Kind auch mit der

Milch der Mutter behandelt, wenn beide das gleiche Mittel waren."
Eine Übertragung des künstlichen Zustandes findet unter folgenden Umständen statt:
Die Ursache der Erregung hält; wird zu einem Dauerzustand
Während der Schwangerschaft wird der Gemütszustand der werdenden Mutter auf das ungeborene Kind übertragen.

Übertragung von Gemütszuständen einer schwangeren Frau auf das ungeborene Kind

Eine Schwangerschaft ist gewöhnlich in drei Trimester aufgeteilt und es gilt zu bestimmen, in welchem Monat der Schwangerschaft sich der Zustand entwickelt hat.

URSACHE **WIRKUNG**

VOM ZEITPUNKT DER ZEUGUNG BIS ZUM 3. MONAT

Dies ist eine sehr wichtige Zeit im Leben einer Frau und sollte mit größter Vorsicht behandelt werden.

Auswirkungen auf das Kind

– wenn die Schwangerschaft nicht geplant oder gewollt ist	– Erhöhte Gefahr von Abort
– wenn die schwangere Frau von ihrer Familie abgelehnt wird	– wird das Kind in einem charakteristischen Naja, Argentum oder Palladium Zustand geboren
– wenn sie von ihrem Mann abgelehnt wird	– wird das Kind in einem Stramonium Zustand geboren

– wenn die Mutter während der Schwangerschaft entweder von der Verwandtschaft oder der Familie seelisch gequält wird	– entwickelt das Kind entweder einen Lyssinum, China, Hyoscyamos, Naja oder Lachesis Zustand
– sind die oben beschriebenen Zustände sehr schwerwiegend, kommt es zu Geburtsanomalien	– Geburtsdeformierungen bilden sich hauptsächlich während der ersten 2-3 Monate. Es handelt sich dabei entweder um neurologische Deformierungen wie Spina bifida, Meningozele, Meningomyelozele oder kardiovaskuläre wie Herzklappenerkrankungen oder zyanotische Herzerkrankungen. Ebenso können genetische Deformationen wie Trisomie 21 oder Blasenmolen entstehen

Auswirkungen auf die Mutter

	– Abort, vorgeburtliche Blutungen, Anämie, Schwangerschaftserbrechen, Hydramnion, Oligoamnion

3. MONAT BIS 6. MONAT

Auswirkungen auf das Kind

– wenn der Konflikt anhält,	– bilden sich Geburtsanomalien weiter fort. Es kann zu intrauterinen Wachstumsverzögerungen und intrauterinem Absterben des Fötus kommen

Auswirkungen auf die Mutter

	– vorgeburtliche Blutungen, Depression, Blutvergiftung in der Schwangerschaft, Verlegung des inneren Muttermundes, Diabetes, Bluthochdruck, Harnleiterinfekte, Hämorrhoiden, starke Rückenbeschwerden, Cervixverschluss

ZWISCHEN 6. MONAT UND 9. MONAT	
Auswirkungen auf das Kind	
	– Fortdauernde intrauterine Wachstumsverzögerungen möglich, es kann zu geistiger Behinderung und Anomalien kommen
Auswirkungen auf die Mutter	
	– Diabetes, Bluthochdruck, rezidivierende Infekte, chronische Depression, Verlegung des inneren Muttermundes, Ischialgien, vorzeitige
WÄHREND DER WEHEN	
Auswirkungen auf das Kind	
	– Atemdepressionszustand des Neugeborenen, die Nabelschnur ist um den Hals gewickelt
Auswirkungen auf die Mutter	
	– Verlängerte Wehen, Plazenta löst sich nicht
NACH DEN WEHEN	
Auswirkungen auf das Kind	
	– ANS/ Atemnotsyndrom bei Neugeborenen, Krämpfe bei Neugeborenen, Säuglingsmeningitis, Atopisches Ekzem
Auswirkungen auf die Mutter	
	– Postpartale Blutungen, Sepsis, Wochenbett Depression, Agalaktie, venöse Sinus- Thrombose

Die homöopathischen Arzneimittel

BISMUTH

Der Grundzustand von Bismuth ist ein Gefühl der Isolation und Einsamkeit.
Wie entsteht ein solcher Zustand bei einer Schwangeren?
Eine Frau mit diesem Grundgefühl ist in einer sehr geschützten Umgebung aufgewachsen. Bei ihrer Heirat fordert sie die gleiche Behandlung von ihrem Ehemann. Wenn der ständig beschäftigte Gatte ihren Bedürfnissen nach emotionaler Abhängigkeit nicht nachkommt, entwickelt sie eine starke Unsicherheit und ein Gefühl der Isolation. Beides verstärkt sich während der Schwangerschaft, wie folgende Rubriken zeigen:

Gemüt – Beschwerden durch – Alleinsein
- Gesellschaft – Verlangen nach
- Niedergeschlagenheit (siehe Traurigkeit)
- Schwermut (siehe Traurigkeit)
- Depression (siehe Traurigkeit)
- Furcht – Einsamkeit, vor

Um die Aufmerksamkeit ihres Mannes und anderer Wohlgesinnten auf sich zu lenken, hört sie nicht auf, über ihre Situation zu jammern. Sie wird schönen Dingen in ihrer Umgebung gegenüber vollkommen gleichgültig und weidet sich in Selbstmitleid.

Gemüt – Klagen
- unzufrieden – sich selbst, mit
- Abneigung – allem, gegenüber
- Unzufrieden (siehe auch missvergnügt, unbefriedigt – allem; mit)
- Hypochondrie
- Gleichgültigkeit (siehe auch Apathie) – allem; gegenüber
- Faulheit – Arbeit würde ihm schaden; er glaubt, die
- Jammern (siehe auch Nägelkauen, Gejammer)
- Sprechen – abgeneigt zu sprechen (siehe auch schweigsam)

Pathologischer Zustand der Mutter: Hyperemesis gravidarum/ Schwangerschaftserbrechen.
Pathologischer Zustand des Kindes: rezidivierendes Erbrechen, Cholera infantum, Epilepsie, ADHD/Hyperkinetisches Syndrom

GRUNDZÜGE DES BISMUTH KINDES

Geistige und emotionale Merkmale

A) Schüchternheit und Ängste:

- Halten oder gehalten werden, bei Furcht
- Kinder klammern sich immer an oder nehmen die Hand der Mutter
- Kinder klammern sich an Personen oder Möbel
- Furcht, allein zu sein, Verlangen nach Licht und Gesellschaft
- Leicht erschrocken
- Ruhelosigkeit (siehe auch Nervosität) – Kindern, bei
- ängstlich

B) Unbeständigkeit / Wechselhaftigkeit

- Unbeständigkeit
- Unentschlossenheit, Schwierigkeit, Entscheidungen zu treffen
- wankelmütig
- Stimmung, Laune – wechselnd, wechselhaft
- Stimmung, Laune – veränderlich
- Unternimmt - viel, hält aber nichts durch

C) Dumpfheit bei Kindern

- Verwirrung, geistige
- Verwirrung, geistige – berauscht – wie
- Stumpfheit (siehe Schwerfälligkeit im Denken und Begreifen) (siehe Denken – schwieriges Denken)
- Stumpfheit – Lesen
- Träume – Verworren, wüst
- Unentschlossenheit, Schwierigkeit, Entscheidungen zu treffen

D) Wutanfälle

- Reizbarkeit
- Reizbarkeit, Gereiztheit – Ruhelosigkeit, mit
- Gefühllos, hartherzig
- Mürrisch (siehe gereizt, verärgert, gereizt, mürrisch)
- Quengeln (siehe mürrisch/ Zorn)
- Schlechte Laune (siehe mürrisch/ Reizbarkeit)
- Wankelmütig

CHECKLISTE FÜR BISMUTH

- Krampfartiges Erbrechen
- Irdenes, blasses Gesicht
- Bläuliche Ringe um die Augen
- Wasser wird erbrochen, sobald es den Magen erreicht hat, während der Zahnung wird das Essen länger im Körper behalten
- Besserung durch kalte Getränke
- Verlangen nach kalten Getränken, die sofort oder in größeren Mengen erbrochen werden, sobald der Magen voll ist, in Abständen von Tagen
- Starke Erschöpfung
- Übelriechende Stühle
- Schlaf – ruhelos
  – erschreckt im Schlaf, glaubt er falle, erwacht mit Schrecken

CALCIUM CARBONICUM

Eine Calcarea carbonica Frau bedarf einer starken emotionalen und physischen Sicherheit.
Eine frisch verheiratete Calcarea carbonica Frau, die durch ihre Heirat in eine neue Situation oder eine neue Umgebung gebracht wird, benötigt viel Schutz und die Sicherheit emotionaler Bindungen.
Während der Schwangerschaft wächst dieses Bedürfnis nach emotionaler Unterstützung noch mehr. Erhält sie diesen Schutz nicht, entwickelt die Frau starke Emotionen und Gemütssymptome.

Beispiele für Ursachen, die zu einem solchen Zustand führen:

a) ihr Mann ist sehr abrupt, wenn er mir ihr spricht.
b) die Schwiegermutter verlangt Respekt von ihr, aber sobald sie ihn bekommt, verhält sie sich ihrer Schwiegertochter gegenüber sehr gemein.
c) ihre Familie war sehr liebevoll; in ihrem neuen Zuhause sind die Menschen jedoch nicht so feinfühlig und umsorgend.

Folgende Rubriken erklären dies:

Gemüt – Beschwerden durch – Beschimpfungen, Beleidigungen
– Beschwerden durch – Kränkung, Demütigung
– Beschwerden durch – Grobheit anderer
– Wahnideen – klein – Körper sei kleiner, der
– Wahnideen – kritisiert, sie würde
– Wahnideen – sonderbar, merkwürdig – alles sei – schrecklich, und
– Empfindlich – Vorwürfe, gegen
- Kritik
- Tadel
- Grobheiten, gegen

Eine Calcium carbonicum Frau braucht auch viel körperlichen Schutz in Form von Anwesenheit, Unterstützung und Bestätigung von anderen Menschen.

Beipiel:

Die Ehefrau eines Matrosen, der sehr oft auf Reisen ist.
Folgende Rubriken bestätigen dies:
Gemüt – Beschwerden durch – Alleinsein
– Beissen – Nägel (mit Verlassen zu sein, Gefühl)
– Gesellschaft – Verlangen nach – allein; agg. wenn
– Verlassen sein; Gefühl – geliebt zu werden;
– Gefühl von den Eltern, der Ehefrau, den Freunden nicht

Eine weitere typische Situation wäre die Heirat einer Calcium carbonica Frau mit einem Drogenabhängigen. Eine solche Beziehung macht sie ängstlich, nervös und angespannt.

Siehe dazu folgende Rubriken:

Gemüt – Furcht – allein zu sein
– Furcht – Katastrophe; vor einer
– Furcht – Unheil; Furcht vor
– Furcht – geschehen; etwas wäre – Familie; seiner
– Furcht – Anfälle von Panik

Erkrankungen, zu denen die Mutter neigt

Körperlich

- Brusttumore
- Mamma – CA
- Osteoporose
- Erb-Goldflam Syndrom
- Migräne
- Psoriasis
- Nierensteine
- Gebärmutterpolyp
- Gebärmutterfibrom

Geistig

- Depression

Erkrankungen, zu denen das Kind neigt

Körperlich

- Übergewicht in der Kindheit
- Verschiedene Geburtsanomalien
- wie Hasenscharte, Spina bifida, Plattfüße
- Neonatale Herzerkrankungen
- Ehler-Danlos Syndrom
- Wasserkopf
- Tabes mesenterica
- Leukämien in der Kindheit
- Lactose Unverträglichkeit
- verzögertes Wachstum
- Atopisches Ekzem

Geistig

- Idiotie

Bei Knaben

- Hydrozele
- Phimose
- Nabelbruch
- Leistenbruch
- Wachstumsschmerzen

ESSENZ VON CALCIUM CARBONICUM

1) verzögerte Entwicklung

a) Laufen
b) Sprechen
c) Lernen
d) Toilette gehen

2) Arbeitsmuster

a) sehr genau, aber langsam
b) mag keine Veränderungen
c) sehr rigide und stur

3) viele Ängste

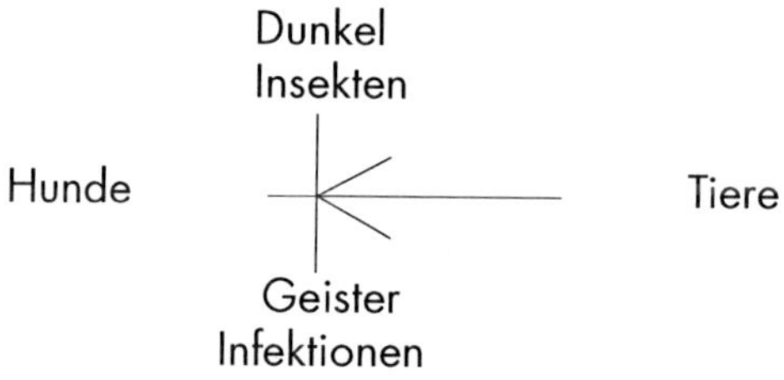

4) Alpträume bei Kindern

- starker Kopfschweiss,
- Kopfkissen wird während des Schlafens nass
- Schlafwandeln

CHECKLISTE FÜR CALCIUM CARBONICUM

- Leichte Ermüdbarkeit
- Mangelhaftes Gedeihen bei Neugeborenen
- Verzögerte körperliche und geistige Entwicklung
- Nächtliche Panik, Schwitzen während des Schlafes
- Reichlicher Kopfschweiss morgens beim Aufwachen
- Reichlicher Schweiss, übelriechende Absonderungen
- Zahlreiche Hefepilz-Infektionen überall im Körper
- Kopfschmerzen

Calcium Carbonicum

- Häufige Infektionen der oberen Atemwege mit reichlich Schleimabsonderung
- Noma im Mundbereich
- Probleme mit der Zahnung, die oft verspätet ist
- Zahlreiche geschwollene Lymphknoten
- Säuglinge erbrechen unmittelbar nach Mahlzeit
- Steckt Finger in Mund
- Neigung zu Verstopfung mit voluminösen Stühlen
- Epilepsie
- Störung des Kalzium Stoffwechsels und der Schilddrüsenfunktion bewirkt Knochendysplasie; mangelhaftes Wachstum von Haaren, Nägeln und Knochen
- Fettsucht
- Verlangen nach hart- oder weichgekochten Eiern, Süßigkeiten, insbesondere
- Gebäck, Eiscreme, Oliven, rohen Kartoffeln, unverdaulichen Dingen
- Vermeidung schleimiger oder gemischter Nahrung, Kaffee
- Kälteempfindlich
- Verschlechterung durch Anstrengung, Zahnung, kalt - feuchtes Wetter, Wetterumschwung und Milch
- Verschlimmerung durch Baden bei Säuglingen
- Besserung durch Ruhe und warmes, trockenes Wetter

CARCINOSINUM

Der Carcinosinum Zustand ist das Ergebnis einer langen Geschichte, die bis in die Kindheit der Mutter zurückreicht. Ihre Eltern waren streng und so wurde sie auch erzogen. Wenn sie in eine Familie einheiratet, die ein ähnlich dominantes Bild bietet, wird sie noch schüchterner, sanfter und unterwürfig.

Rubriken

Gemüt
- Beschwerden durch – Kummer, (siehe auch Sorgen), anhaltend und nicht erlöst
- Zorn – unterdrückt
- Angst – Schreck
- Furcht, (siehe auch Angst)
- Beschwerden durch – Bevormundung, elterlicher Tadel
- Kummer – still
- Milde
- Beleidigt; leicht
- Beschwerden durch – Grobheit anderer
- Empfindlich –Grobheiten, gegen
- Empfindlich – Vorwürfe, gegen Kritik – Tadel
- Nachgiebigkeit

In diesem Zustand sehnt sie sich nach Zuneigung und Liebe. Sie bemüht sich sehr, anderen Familienmitgliedern zu gefallen. Dadurch wird sie noch pflichtbewußter und zwar so sehr, dass sie ihrer Familie gegenüber ungerechtfertigter Weise Schuldgefühle entwickelt. Sie fühlt sich als Missetäterin.

Gemüt
- Liebevoll, voller Zuneigung, herzlich
- Angst – Gewissensangst
- Angst – Familie, um seine
- Furcht – Gesundheit – geliebter Menschen
- Heikel, pingelig
- Gewissenhaft, peinlich genau in Bezug auf Kleinigkeiten
- Fleißig, arbeitsam, Arbeitswut
- Verantwortung - ernst
- Pflicht – zu viel Pflichtgefühl

Die Patientin entzieht sich dieser Problematik durch Aktivitäten wie

Tanzen, Kunst, Reisen etc. Ihr Bedürfnis nach Beziehung und Zuneigung stillt sie mit Sympathiekundgebungen gegenüber Menschen und Tieren.

Gemüt
- Tiere – liebt Tiere, Tierliebe
- Mitgefühl, Mitleid – Tieren, mit
- Liebe – Natur, zur
- Auslandsreisen; Verlangen nach
- Tanzen – amel. die Gemütssymptome
- Musik – amel.
- Kunst – Talent zur – gestaltende Künste
- Lesen – Verlangen

Erkrankungen, zu denen das Kind neigt

Körperlich

- Rezidiv. Infekte
- Primärkomplex
- Anämie
- Juveniler Diabetes / Typ 1
- Leukämie
- Resorptionsstörungen
- Zahlreiche Allergien
- Säuglingsekzeme
- Keloide, Warzen
- Weicher Hauttumor

Geistig

- Dyslexie
- Autismus

ESSENZ VON CARCINOSINUM

1) Beschwerden durch
   a) Tadel bei Kindern
   b) Verweise
   c) Unhöflichkeit anderer
   d) Furcht
2) a) Eifersucht, zwischen Kindern
   b) Wutanfälle
   c) Grausamkeit
   d) Ungehorsam, Verweigerung der elterlichen Kontrolle
   e) heftiger Ärger

3) a) Naturliebe
   b) Tierliebe
   c) Liebe zur Musik
   d) Freude am Tanzen
   e) Liebe zur Kunst
   f) Menschenliebe
      - Kind muss gewiegt werden
      - zieht die Knie an die Brust beim Schlafen
      - Kurzer Schlaf bessert
      - Träumt von Tieren

CHECKLISTE FÜR CARCINOSINUM

- Verlangen nach Schokolade, Milch, Gewürzen, Butter
- Verlangen und Abneigung im Wechsel
- Verschlimmerung oder Besserung an der See
- Weinen bei Musik
- Masturbation bei Kindern
- Beißen von Fingernägel
- Beisst die Haut um die Nägel herum
- Häufig Koryza
- Infektuöse Mononukleose, MS
- Blaue Skleren, zahlreiche Muttermale, besonders auf dem Rücken
- Milchkaffeeflecken, Warzen auf den Fußsohlen
- Die Familienanamnese weist auf Krebserkrankungen, Diabetes, TBC oder die persönliche Anamnese auf extreme Kontrolle während der Kindheit, lange Zeiten der Angst und des Unglücklichseins, Gefühle von Ablehnung, Hoffnungslosigkeit, Ungeliebt- oder
- Ungewolltseins
- Chronische Schlaflosigkeit, sogar in der Kindheit

HURA BRASILIENSIS

Der Zustand der Mutter während der Schwangerschaft:

1. Die Schwangere ist sich ihrer Beziehung zu ihrem Mann, ihren Schwiegereltern und ihrer Zukunft vollkommen unsicher. Entweder versucht ihre Familie, sie zu enterben oder sie behandeln sie sehr schlecht. Sie erfährt keine Unterstützung von Freunden oder Verwandten.

Folgende Rubriken bestätigen diesen Zustand:

Gemüt
- Angst – Zukunft, in bezug auf die
- Wahnideen – verachtet, sie würde
- Wahnideen - allein zu sein – Welt, allein auf der
- Wahnideen - Vertrauen in ihn verloren; seine Freunde hätten alles
- Wahnideen – alleingelassen (siehe Wahnideen – verlassen: er sei)
- Wahnideen – Freund – verlieren; sie werde bald einen Freund
- Wahnideen – verstossen; er sei – Verwandten: von den
- Verlassen zu sein; Gefühl
- Isolation; Gefühl von

2. Die Schwangere hat alle Hoffnung verloren und ist mit der gesamten Situation unzufrieden. Sie fühlt sich sehr unglücklich und traurig, und weiß nicht genau, was sie tun soll. Anfangs sucht sie die Fehler bei sich selbst und fühlt sich dafür schuldig. Später wird sie religiös, überläßt alles Gott und ihrem Schicksal.

Folgende Rubriken bestätigen diesen Zustand:

Gemüt
- Beschwerden durch – Kummer (siehe auch Traurigkeit, Sorge)
- Verwirrung, geistige
- Religiöse Gemütsstörungen
- Entmutigt – tadelt sich selbst, macht sich Vorwürfe
- Traurigkeit (siehe auch Niedergeschlagenheit, Schwermut, Depression, betrübt, Melancholie)
- Unglücklich, bedauernswert, fühlt sich

Eine schwangere Frau in der oben beschriebenen Situation könnte auch versuchen, die Aufmerksamkeit anderer auf sich zu ziehen, weil sie sich allein und verlassen fühlt.
Das geht bis hin zu Selbstverstümmelung oder der Zerstörung anderer wie die folgenden Rubriken zeigen:

Gemüt – Zorn – Widerspruch, durch
– Beissen – Hände; beisst
– Beissen – sich selbst; beisst
– Beissen – Nägel
– Zerbricht Dinge – Verlangen; Dinge zu zerbrechen
– Verächtlich

Träume – Gebäude – zerstört
– Leichen – abgeschnittenem Arm; mit
– Schuss – hört Schüsse

Gemüt – Moralisches Empfinden; Mangel an

Ihr Unvermögen, ihre Verachtung gegenüber denjenigen Menschen zu äußern, die für ihre momentane Situation verantwortlich sind, drückt sich durch folgende Träume aus:

Träume – Körperteile – Kopf – abgeschnitten
– Schneiden
– Verbrechen
– Mord
– Verstümmelung

3. Hält dieser Zustand der Verwirrung an, verliert die Schwangere den Kontakt zu der rauhen Wirklichkeit um sie herum und verharrt in ihrer Phantasiewelt. Der Rückzug in ihre eigene kleine Welt hilft ihr, der aktuellen Situation aus dem Weg zu gehen.

Gemüt – Froh (siehe auch glücklich, lustig, fröhlich)
– Wahnideen – schweben – Luft, in der

Gemüt – Erregung – erregt, nach Mitternacht

Träume – Schwelgerei, Festmahl
– Parties,
– Angenehm

GRUNDZÜGE DES HURA KINDES

A) Intellekt

- Zerstreutheit, bei der Arbeit
- Konzentrationsschwierigkeiten
- Verwirrtheit
- Dumpfheit, Schwierigkeiten im Denken und Verstehen
- Fehler; verwechselt Orte
- Fehler; verwechselt Zeiten und Monate
- Leseschwierigkeiten
- Abneigung gegen mentale Arbeiten

B) Erregbarkeit und Sensibilität

- zeigt allen seine Zuneigung und Liebe
- Fröhlichkeit,
- Erregbar
- Hysterisch
- Lacht viel
- Sehr geräuschempfindlich
- Schreckhaft, wenn sich plötzlich eine Tür öffnet

C) Launisch

- Wut, bei Widerspruch – erträgt ihn nicht
- Beisst Hände, Nägel und sich selbst
- Verlangen, Dinge zu zerbrechen
- Sturheit
- Mangel an moralischem Empfinden

D) Ängste

- Fallangst beim Gehen
- Angst bei Geräuschen
- ängstigt sich leicht
- Erschrickt bei Kleinigkeiten
- Erschrickt im Schlaf

CHECKLISTE FÜR HURA

- Zerstörerisch
- Langsames Lernen
- Akne vulgaris
- Starkes Hungergefühl mit Magenschmerzen
- Hunger wird sofort beim Essen gestillt
- Manchmal Hunger direkt nach einer Mahlzeit
- Entzündung der Puncta – Gefühl von Sand in den Augen
- Häufiger ineffektiver Stuhldrang, Durchfall gefolgt von starkem Schwächegefühl in der Brust. Wässrige, schmerzlose, übelriechende Stühle, Stühle mit Bandwürmern
- Häufiges Seufzen und Gähnen, Schläfrigkeit, unruhiger Schlaf, Schlaf gestört durch Juckreiz.

Erkrankungen, zu denen das Kind neigt

Körperlich

- Atopische Ekzem
- ADHD (Hyperkinetisches Syndrom)
- Neigung zu Autismus
- Juvenile rheumatoide Arthritis
- Obstipation

NAJA

Der Zustand derjenigen Mutter, die Naja benötigt, ist allgemein als das "Schwiegertochter Syndrom" bekannt.
Der indischen Kultur und Tradition zufolge, lernt eine Tochter, lammfromm zu sein und nicht zu klagen. Nach der Heirat übt sie sich in Geduld und Toleranz. Sie kommt all ihren Pflichten anstandslos und ohne Fragen nach. Der Konflikt entsteht nach der Heirat, wenn die dominante Schwiegermutter in ihr Leben tritt, der sie sich als Schwiegertochter unterzuordnen hat. Trotz Schikanen erfüllt die Schwiegertochter anstandslos ihre Pflichten. In ihr ist viel Ärger und Groll, über den sie viel grübelt und dessentwegen sie sich "schlecht" fühlt – sie erfüllt jedoch weiterhin ihre Pflichten - ohne zu klagen: NAJA ist sehr gewissenhaft und sehr pflichtbewußt. Hier liegt die Ursache für den Konflikt, der ihr im Kopf herumgeht – soll sie handeln oder lieber nicht?

Rubriken, die diesen Zustand beschreiben:
Gemüt
– Angst – andere, um
– Wahnideen – vernachlässigt – Pflichten vernachlässigt; er habe seine
– Wahnideen – vernachlässigt – er würde vernachlässigt
– Wahnideen – Verletzung – worden; er sei verletzt: Umgebung
– Wahnideen – Schwierigkeiten, Probleme – brütet über eingebildete Schwierigkeiten nach
– Wahnideen – Unrecht – erlitten, man hätte ihm unrecht getan; er habe Unrecht
– Selbstvertrauen – Mangel an Selbstvertrauen – Versager, hält sich für einen
– Verzweiflung
– Unentschlossenheit
– Furcht – Versagen, Misserfolg; vor dem
– Schüchternheit, Zaghaftigkeit

Und die wichtigsten Symptome:
Gemüt
– Wille – widersprüchlich
– Wille – Verlust der Willenskraft
– Wille – zwei Willen; Gefühl er habe
– Widerstreit mit sich selbst

Hält dieser Zustand länger an, verliert die Naja Persönlichkeit ihre Selbstsicherheit. Sie wird unentschieden, sehr traurig, hegt Suizid Gedanken und beginnt, das Leben zu hassen. Depressiv und missmutig, verliert sie das Bedürfnis, mit anderen zu reden. Sie fühlt sich wertlos.

Die dazugehörenden Rubriken sind:

Gemüt
- Traurigkeit – Brüten, Grübeln; mit
- Abscheu – Leben; gegen das
- Stimmung – wechselnd, wechselhaft
- Traurigkeit (siehe auch Niedergeschlagenheit, Schwermut)
- Selbstvertrauen – Mangel an Selbstvertrauen - Selbstherabsetzung
- Traurigkeit – falsch gemacht, als habe er alles
- Sprechen – abgeneigt zu sprechen
- Lebensüberdruss
- Weinen – Gemütsbewegungen; nach geringen

Erkrankungen, zu denen die Mutter neigt

Körperlich

- Agalaktie
- Herzarrythmien
- Herz Asthma
- Eklampsie
- Hypertonie / Bluthochdruck
- Hypotonie / niedriger Blutdruck
- Migräne
- Ovarialneuralgie
- Rheumatismus
- Sepsis / Blutvergiftung
- Vertigo / Schwindelgefühle

Geistig

- Depression

Erkrankungen, zu denen das Kind neigt

Körperlich

- Geburtsfehler am Herzen
- Heuschnupfen
- Asthma
- Otitis / Ohrentzündung – Motorische Aphasie

GRUNDZÜGE DES NAJA KINDES

A) Sehr nachgiebig und sanft

1. Meist mangelndes Vertrauen in die eigenen Fähigkeiten, lässt sich leicht von Vorgesetzten unterdrücken
2. Starke innere Spannungen mit sich selbst / Feindseligkeit mit sich selbst

B) Pflichtbewußt

1. Sehr genau in seinen Hausaufgaben
2. Starkes Pflichtbewusstsein gegenüber seiner Familie und der Gesellschaft

C) Bekommt sehr schnell Schuldgefühle begleitet von erhöhter Empfindsamkeit

CHECKLISTE FÜR NAJA

- Empfindsames, sanftes, nachgiebiges Kind
- Furcht, alleingelassen zu werden
- Angst vor Regen
- Ptosis der Augenlider
- Weit offener Mund mit Speichelfluss
- Ösophagusverengung
- Asthma mit vorangehendem Schwindelgefühl
- Schwitzen am Rücken (Lumbalregion) und an den Knöcheln

NATRIUM MURIATICUM

Nehmen wir hierzu den Fall einer Frau, die glaubt, den Mann ihres Herzens geheiratet zu haben. Mit der Zeit erkennt sie den Irrtum und sie muss erkennen, dass der Mann an ihrer Seite nicht zu ihr passt.
Gemüt – Beschwerden durch – Liebe; enttäuschte
Sie erkennt, dass ihr Mann sie nicht liebt, sich über sie lustig macht und sie mit Verachtung straft.

Gemüt – Beschwerden durch – Verachtung; verachtet werden

Das Gefühl, in einer solchen Situation gefangen zu sein, macht sie wütend und es verletzt sie, aber sie weiß auch, dass sie wenig daran ändern kann.

Gemüt – Beschwerden durch – Zorn – Entrüstung; mit
– Beschwerden durch – Zorn – stillem Kummer; mit
– Beschwerden durch – Zorn – unterdrückten Zorn; durch

Vielleicht muss sie auch Hänseleien und Beleidigungen seitens der Familie und den Nachbarn über sich ergehen lassen. Oder sie wird ständig wegen ihrer Heiratsfarce beklagt.
Gemüt – Beschwerden durch – Ärger, Verdruss
Sie ist unfähig, ihrem Ärger Ausdruck zu verleihen, weil sie erkennt, dass sie selbst die Situation heraufbeschworen hat.
Gemüt – Entmutigt – tadelt sich selbst: macht sich Vorwürfe

ESSENZ VON NATRIUM MURIATICUM

1) sehr verantwortungsbewusst
2) sehr objektiv und kontrolliert auf intellektueller Ebene, jedoch unreif auf der emotionalen Ebene
3) überempfindlich, aber verschlossen
4) Angst vor Zurückweisung
5) kann unangenehme Situationen aus der Vergangenheit nicht loslassen, ist nachtragend
6) klammert sich an emotionale Traumata
7) Kinder sind sowohl in der Schule als auch Zuhause sehr brav
8) Kleinkinder sind sehr sauber und ordentlich

9) Extreme Angst, verlacht oder kritisiert zu werden – versteckt diese Gefühle
10) zieht es vor, ruhig zu bleiben, wenn sie wütend ist
11) Große Ängste vor

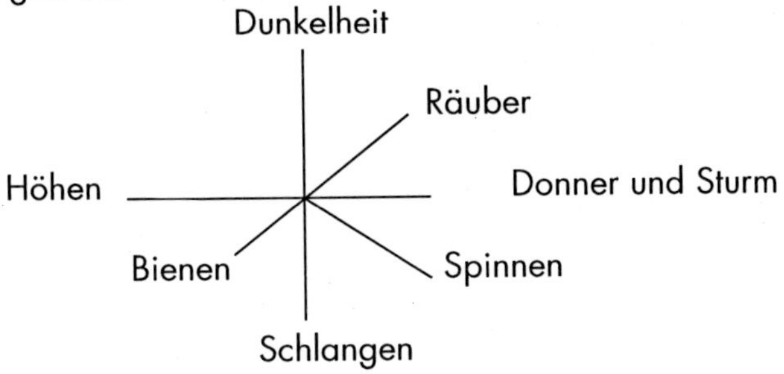

12) Kind schläft gern auf der linken Seite
13) Traum, gejagt zu werden

Erkrankungen, zu denen die Mutter neigt

Körperlich	Geistig
– M.Addison	– Depression
– Anämie	
– Chorea / Anfälle	
– Diabetes	
– Herpes	
– M. Hodgkin	
– Hyperthyreose / Überfunktion der Schilddrüse	
– Hypothyreose / Unterfunktion der Schilddrüse	
– Leukämie	
– MS	
– Migräne	
– Neuralgien	
– Verzögerter Wochenfluss	
– Neigung zu Aborten	
– Vaginismus / Scheidenkrampf	
– Warzen	

Erkrankungen, zu denen das Kind neigt

Körperlich	Geistig
– M.Addison	– Depression
– Anämie	
– Soor / Mundfäule	
– Verzögertes Wachstum	
– Auszehrung	
– Zahnfistel	
– Heuschnupfen	
– Schulkopfschmerz, Migräne	
– Lippenherpes	
– Keuchhusten	
– Würmer	

CHECKLISTE FÜR NATRIUM MURIATICUM

- Reserviertheit
- Verlangen nach Alleinsein

- Mitempfinden
- Furcht vor Menschenmengen, Donner und Sturm, engen Plätzen
- Linkisch – lässt Dinge fallen
- Landkartenzunge
- Aufgerissene Finger
- Eingewachsene Zehennägel
- Fettiges Haar
- Verlangen nach Salz, Fisch, Austern, Knoblauch, Bitterem

PULSATILLA

Diese Menschen sind sehr empfindsam, sanft und liebevoll, daher leicht zu unterdrücken und gefühlsmäßig zu verletzen.

Gemüt
- Liebevoll, voller Zuneigung, herzlich
- Liebevoll, voller Zuneigung, herzlich – küsst und liebkost die Kinder
- Milde
- Empfindlich – Kinder
- Unterwürfig, servil
- Schüchternheit, Zaghaftigkeit – schamhaft
- Nachgiebigkeit

Bei einer schwangeren Pulsatilla Frau wird dieser Zustand extrem:
Der kleinste Konflikt kann zu den unterschiedlichsten Gefühlsausbrüchen führen: wie z.B. Ärger mit Furcht, Ärger mit Trauer, Enttäuschung, Furcht, Demütigung und Kränkung.

Gemüt
- Beschwerden durch – Zorn (siehe auch Furcht) – stillem Kummer; mit
- Beschwerden durch – Enttäuschung – Betrug, Täuschung; durch
- Beschwerden durch – Schreck (siehe auch Angst, Furcht)
- Beschwerden durch – Entrüstung
- Beschwerden durch – Kränkung, Demütigung

Die Ursache für dieses Verhalten liegt in ihrer großen emotionalen Schwäche: sie ist unfähig, ihren Willen anderen gegenüber auszudrücken. Sie lässt sich von ihren Mitmenschen ausnutzen, manchmal sogar missbrauchen, und kann daher leicht hintergangen werden.

Gemüt
- Beschwerden durch – Enttäuschung – Betrug, Täuschung; durch
- Beeindrucken, empfänglich für Eindrücke; leicht zu (siehe auch beeindruckbar, leicht zu beeinflussen)
- Milde
- Wille – Willensschwäche
- Nachgiebigkeit

Dieser Zustand überträgt sich auf den Fötus, der dann folgende Gemütssymptome entwickelt:

Gemüt
- – Kurz angebunden, barsch – herzlich; rauh, aber
- – Liebevoll, voller Zuneigung, herzlich
- – Liebevoll, voller Zuneigung, herzlich – küsst und liebkost die Kinder
- – Milde
- – Beissen – Nägel
- – Erpressung, emotionale, sagt: „Du liebst mich nicht" bei Ablehnung
- – Getragen – Verlangen, getragen zu werden – liebkost zu werden; und
- – Klammert sich an – Kind – Mutter, das Kind klammert sich an die
- – Klammert sich an Umstehende
- – Weibisch
- – Gesten, Gebärden; macht – ringt die Hände
- – Reizbarkeit, Gereiztheit – heftig – Kindern; bei
- – Schreien – Kindern, bei
- – Seufzen – Kindern, bei
- – Schüchternheit, Zaghaftigkeit – schamhaft
- – Eitelkeit
- – Weinen – (Freudigem oder) Traurigem; bei
- – Tränenausbrüche (siehe Weinen)
- – Wahnideen – alleingelassen (siehe auch – verlassen; er sei)
- – Wahnideen – vernachlässigt – er würde vernachlässigt
- – Träume – Tiere (siehe auch Katzen)
- – Träume – Hunde – erschreckt von einem schwarzem Hund
- – Erwartungsspannung
- – Angst – Atmung; ängstliche
- – Angst – Dunkelheit, in der
- – Furcht – Zahnarzt zu gehen; davor, zum
- – Furcht – Untersuchungen; vor medizinischen
- – Furcht – hochgelegenen Orten; vor
- – Furcht – vernachlässigt zu werden
- – Furcht – beleidigt zu werden
- – Furcht – Frauen; vor (bei Knaben)

Erkrankungen, zu denen die Mutter neigt

Körperlich	Geistig
– Abort	– Depression
– Agalaktie	
– Eklampsie	
– Gestationsdiabetes	
– Hyperemesis gravidarum / Schwangerschaftserbrechen	
– Insomnia / Schlaflosigkeit	
– Intrauterine Wachstumsverzögerungen	
– Migräne	
– Protrahierte Geburt / verzögerte Wehen	
– Rezidivierende Harnwegsinfekte	
– Rheuma	
– Varizen / Krampfadern	

Erkrankungen, zu denen das Kind neigt
Körperlich

- Asthma
- Angeborener Star / Katarakt
- Nahrungsmittelallergien
- Malabsorptionssyndrom / Resorptionsstörungen
- Migräne
- Augenentzündung bei Neugeborenen
- Rezidivierende Infekte wie Masern, Mumps, Tonsillitis / Mandelentzündung
- Harnwegsinfekte

ESSENZ VON PULSATILLA

1) Sehr empfindsam, errötet leicht
2) Sehr liebevoll – Gefühle kommen schnell ins Fließen
3) Sehr tränenreich, Weinen bessert auch
4) Nachgiebig und unterwürfig
5) Klammert sich ständig an die Mutter
6) Folgt leicht in der Schule
7) Eifersüchtig auf jüngere Geschwister
8) Ängste

Verlassenwerden

Menschenmenge — Allein in der Dunkelheit

Enge Plätze

9) Liebt es, bei den Eltern zu schlafen; schläft auf dem Rücken mit den Händen über dem Kopf.

CHECKLISTE FÜR PULSATILLA

- Wechselnde Symptome
- Leichtgläubig
- Sanftes, nachgiebiges Wesen
- Furcht an engen Plätzen und in Menschenmengen
- Zahlreiche Infekte des oberen Atemtraktes mit Husten, der sich abends beim Hinlegen verschlechtert
- Rezidivierende Ohrentzündungen
- Entzündungen mit dicken, milden, gelben oder grünen Absonderungen
- Asthma bei Kindern
- Ohrprobleme nach Masern
- Exantheme während der Kindheit, mit Atemwegsinfekten
- Vaginitis bei kleinen Mädchen
- Milch in der Brust während der Pubertät
- Symptome können während der Pubertät beginnen
- Schulkopfschmerz
- Durstlosigkeit
- Verlangen nach kalten Getränken, Käse, Limonade und anderen erfrischenden Dingen
- Abneigung gegen Fette und Fleisch
- Besserung durch kühle Luft, Weinen und Trost
- Schlechter durch Wärme

STRAMONIUM

Der Zustand einer Schwangeren, die dieses Arzneimittel benötigt, ist in der folgenden Rubrik beschrieben:

Gemüt – Wahnideen – allein in der Wildnis

Das bedeutet, dass sich diese Frau mutterseelenallein in einer gefährlichen Situation befindet, und sie das Gefühl hat, ständig und überall verletzt werden zu können. Es könnte eine Frau sein, deren Mann während der Schwangerschaft stirbt oder eine unverheiratete Frau, die vom Vater des ungeborenen Kindes abgelehnt wird. Sie weiß nicht, wohin und an wen sie sich wenden kann. Ohne jegliche Unterstützung muss sie sich nun ihrer Familie und der Gesellschaft stellen. Es könnte sich auch um eine Frau handeln, die eine traumatische Situation erlebt hat, wie z.B. eine Flutkatastrophe, ein Erdbeben, Kriege, Brände, Aufruhr oder ähnlich lebensbedrohliche Momente. Solche Menschen fühlen sich sehr verlassen und hilflos.

Rubriken, die auf diesen Zustand hinweisen:

Gemüt
- Wahnideen – verfolgt, ihm würde nachgestellt (konkret); er würde
- Wahnideen – allein zu sein – immer allein, sie sei
- Wahnideen – Gefahr, Empfindung von
- Wahnideen – verdammt, er sei
- Wahnideen – ermordet – werden; er würde ermordet
- Wahnideen – vernachlässigt vom Ehemann
- Wahnideen – Feind – verfolgt von (siehe verfolgt, ihm würde nachgestellt; er würde – Feinden, von)
- Beschwerden durch – Schreck
- Beschwerden durch – Liebe, enttäuschte – unglückliche
- Beschwerden durch – Kränkung, Demütigung in der Schwangerschaft
- Angst – verfolgt würde, als ob er
- Delirium – Schreien, mit – Hilfe, um
- Furcht – allein zu sein
- Furcht – Verletzung – selbst verletzt zu werden
- Furcht – Unglück vor
- Hilflosigkeit, Gefühl der

– Verstecken – Verlangen, sich zu verstecken (siehe Verstecken – sich)

Häufige Störungen bei Kindern

Körperlich	Geistig
– Epilepsie	– Unruhiges Kind
– Konvulsionen mit Fieber	– Lernt langsam
– Chorea	– ADHD / Hyperkinetisches Syndrom
– Enuresis / Bettnässen	– Lernschwierigkeiteten
– Stottern	
– Strabismus / Schielen	

GRUNDZÜGE DES STRAMONIUM KINDES

Ein Fötus, der unter Einfluss einer derart traumatischen Situation seitens der Mutter steht, kann folgende Symptome entwickeln:

A) Ängste und Kämpfe

Gemüt
- Beschwerden durch – Alleinsein
- Beschwerden durch – Schreck (siehe auch Furcht, Angst)
- Angst – Dunkelheit, vor
- Gesellschaft – Verlangen nach – amel. in Gesellschaft
- Furcht – Tieren, vor, Hunden vor,
- Frucht – Tieren, vor – schwarz
- Angst vor Nähe, Kinder können niemanden in ihrer Nähe ertragen
- Angst – Dunkelheit, vor
- Furcht – Spiegel im Raum, vor
- Erschrickt leicht
- Schreckt aus dem Schlaf auf, in Panik, erkennt Niemanden, schreit und klammert sich an Umstehende
- Verlangen nach Licht

B) Das andere Extrem ist ein Kind, das Andere terrorisiert, gerne Dinge zerstört oder gewalttätig wird – nicht nur gegen Menschen um ihn herum, sondern auch gegen sich selbst.

- Weinerlich mit Beleidigungen
- Verlangen, Dinge zu zerstören, in bemerkenswerter Geschwindigkeit
- Übertriebenes Fluchen und Lachen
- Wildes Delirium – Versuch, zu stechen und zu beissen
- Gestikuliert und krallt sich im Gesicht des Vaters fest
- Manisch, in mentaler Erregung
- Rage und Zorn im Wechsel mit Konvulsionen
- Wirft Dinge aus dem Fenster
- Zorn und Wut bei Widerspruch von anderen Kindern
- Beisst sich selbst und Dinge
- Grausamkeit, Unmenschlichkeit
- Zerstörungsdrang, zerstört auch seine Bekleidung
- Verdriesslich, ärgerlich, wehleidig, schlecht gelaunt, gereizt
- Kratzt mit der Hand jeden, der sich ihm in den Weg stellt
- Zerrt an sich selbst herum und an Dingen
- Zornesausbrüche mit Gewalttätigkeit

CHECKLISTE FÜR STRAMONIUM

- Übersieht Treppensstufen beim Hinuntergehen
- Beschwerden durch unterdrückte Absonderungen, besonders Schweiss
- Rezidivierende Fieberanfälle mit Konvulsionen
- Schmerzlosigkeit bei Beschwerden, die normalerweise schmerzhaft sind
- Rotes Gesicht oder schnell wechselnde Gesichtsfarbe - eben noch gerötet, dann wieder bleich
- Anstarren mit geweiteten Pupillen
- Risus Sardonicus / Teufelslachen
- Sabbert klebrigen Speichel
- Unfähigkeit, zu schlucken
- Kauende Bewegungen
- Spasmen und Konvulsionen, Krämpfe, Zuckungen (besonders im Gesicht), Gestammel
- Heißer Kopf bei kalten Händen und Füßen
- Photophobie, Wutausbrüche während

- Konvulsionen – Beschwerden durch Furcht, grelles Licht
  - unterdrückte Absonderungen
  - Tadel
  - Fließendes Wasser
  - mit Wut
  - Konvulsionen der oberen Extremitäten
  - Konvulsionen einzelner Muskelgruppen
  - Hebt den Kopf vom Kissen hoch
  - Hände sind ständig auf den Genitalien
  - Finger sind ständig in Bewegung
  - Verlangen nach Saurem
- Starker Durst, besonders auf saure Getränke
- Abneigung gegen Wasser, Muttermilch
- Besserung durch Essig

SULPHUR

Eine Frau, die Sulphur benötigt, befindet sich wahrscheinlich in einer der folgenden schwierigen Situationen (aufgelistet nach der Rangfolge ihrer Wichtigkeit)

1. Demütigung

Die Frau wird von ihrem dominanten Ehemann oder ihren Schwiegereltern erniedrigt; besonders charakteristisch hierfür sind Demütigungen in der Öffentlichkeit. Dadurch verliert sie stark an Selbstbewußtsein und fühlt sich in ihrer Ehre verletzt.

Gemüt
- Beschwerden durch – Verlegenheit
- Beschwerden durch – Beleidigungen, Beschimpfungen
- Beschwerden durch – Kränkung, Demütigung
- Beschwerden durch – Verachtung; verachtet zu werden
- Selbstvertrauen – Mangel an Selbstvertrauen – Versager, hält sich für einen
- Wahnideen – entehrt, in Schande – sie sei

2. Blamage / Verlegenheit

Die Frau wird vielleicht Opfer eines Rufmordes, erlebt Enttäuschungen in der Liebe oder erfährt eine tiefe Beleidigung. Sie fühlt einen starken Zorn, den sie jedoch unterdrückt und der sich später auf den Fötus überträgt.

Gemüt
- Beschwerden durch – Ansehen, Verlust des
- Beschwerden durch – Liebe; enttäuschte – unglückliche
- Beschwerden durch – Beleidigungen, Beschimpfungen
- Beschwerden durch – Ärger, Verdruss (siehe Beschwerden durch – Zorn)

3. Zerbrochene Beziehungen

Sulphur und Sulphurica reagieren sehr gut bei Patienten mit Beziehungsproblemen.

Gemüt
- Beschwerden durch – Uneinigkeit zwischen
- Vorgesetzten und Untergebenen (s. auch Eltern o. Freunden)
- Beschwerden durch – Freundschaft, betrogene

BESTÄTIGTE BEOBACHTUNGEN BEI SULPHUR

- Kurz angebunden, barsch
- Beleidigende Beschimpfungen
- Künstlerisches Talent
- Schüchtern, zaghaft, schamhaft, ungeschickt
- Nachgiebig
- Prahler, Aufschneider – Besitztümern, Spielzeug; mit seinen
- Frivol
- Naiv – intelligent, aber sehr
- Leidenschaftlich
- Zerbricht Dinge – Verlangen, Dinge zu zerbrechen
- Gewissenhaft, peinlich genau in Bezug auf Kleinigkeiten
- Tagträumereien (siehe Gedankenversunken, in)
- Traum; wie in einem
- Essen – weigert sich zu
- Angst – Familie, um seine
- Angst – Zukunft, in Bezug auf die
- Furcht – Tieren, vor (auch Hunden, vor)
- Furcht – Insekten; vor (auch Schlangen, vor)
- Furcht – geschehen; etwas werde
- Berühren; muss alles
- Gesten, Gebärden; macht – Greifen
- Gesten, Gebärden; macht – Finger – Mund; Kinder stecken Finger in den Mund
- Stossen, treten, austreten – Schlaf, im
- Tiere – liebt Tiere, Tierliebe – Katzen
- Geistige Behinderungen bei Kindern
- Verlangen zu Spucken
- Verlangen zu Lernen
- Abneigung gegen Regeln und Erziehung
- Otitis bei Kindern

Erkrankungen, zu denen die Mutter neigt

Körperlich	Geistig
– Asthma	– Depression
– Eklampsie	
– Gestationsdiabetes	
– Bluthochdruck	
– Lichen Simplex Chronicus	
– Neuritis / Nervenentzündung	
– Ulcus pepticum	

Erkrankungen, zu denen das Kind neigt

Körperlich	Geistig
– Alopezie areata / stellenweise Haarausfall	– Hyperkinetisches Syndrom
– Enuresis / Bettnässen	– Dyslexie
– Zwergwüchsigkeit	– Wutanfälle
– Jugendlicher Diabetes / Typ 1	
– Lichen planus	
– Marasmus / Kräfteschwund	
– Psoriasis	

ESSENZ VON SULPHUR

1) Sehr philosophisch, religiös
2) Faul, Hans-im-Glück Typus
3) Große Erregbarkeit bei Kindern, mit Stossen und Schreien
4) Sehr unordentlich und unsauber
5) Hochintelligent, erreichen leicht Führerpositionen
6) Ideenreich, manchmal Angeber
7) Sehr unabhängige Kinder, möchten alles selbst tun
8) Tagträumer
9) Abneigung gegen Baden
10) Schläft auf der linken Seite

CHECKLISTE FÜR SULPHUR

- Großer Kopf, wie bei einem alten Mann
- Phantasiereich – entwickelt viele Pläne
- Wissbegierige, intelligente, verzogene Kinder
- Unruhige Kinder, die herumrennen
- Sehr warmblütig; besonders an Kopf und Füßen
- Probleme bei der Zahnung
- Schlafen auf der linken Seite, decken sich auf, erwachen oft
- Neigung zu breiigen Stühlen und wundmachendem, übelriechendem Durchfall, besonders in der Früh; große, schmerzhafte Stühle
- Würmer
- Zahlreiche juckende, gerötete Hautausschläge begleitet von einem brennenden Gefühl;
- schlechter durch Wärme und Baden, und bei Berührung mit Wolle
- Entzündungen mit wundmachenden, übelriechenden Absonderungen, die den betroffenen Bereich röten
- Krankheiten mit schleppendem Verlauf, die wiederkehren oder nie vollends ausheilen
- Mangelnde Hygiene, unsauber
- Berührt alles; steckt alles in den Mund
- Schmutzig, Abneigung gegen Baden, schlechter durch Baden
- Sehr großer Appetit
- Verlangen nach Süßem, gewürzten Speisen, Fett, Oliven, Eingelegtem, Schokolade
- Großer Durst auf eiskalte Getränke
- Abneigung gegen fette und reichhaltige Speisen
- Abneigung gegen Eier und saure Speisen
- Abneigung gegen Spielen – Schüchternheit
- Schlechter durch Wärme und Baden

TUBERCULINUM

Diese werdende Mutter ist aufgeregt und voller Erwartungsspannung: Vielleicht ist es ihre erste Schwangerschaft oder eine zweite nach einer langen Pause.

Gemüt – Beschwerden durch – Erwartungsspannung (siehe auch Vorahnungen)
– Beschwerden durch – Erregung

Es könnte sich hier aber auch um eine berufstätige Frau handeln, die sich aufgrund ihrer sozio-ökonomischen Situation nicht genügend Ruhe gönnen darf und daher große geistige und körperliche Leistungen erbringen muss. Tuberkulinum ist auch bei Schwangeren angezeigt, die kurz vor einem Examen stehen.

Gemüt – Beschwerden durch – geistige Anstrengung
Die Schwangere kann sich auch in einer bedrohlichen Familiensituation befinden.

Gemüt – Wahnideen – Menschen, Personen – hinter ihm; jemand sei
– Furcht – Unheil; Furcht vor – Familie drohen; würde der
– Furcht – geschehen; etwas werde – Familie seiner (oder ihm)

Auch wenn dieses Mittel nicht ausdrücklich einem Missbrauchsthema zugeordnet wird, habe ich in meiner Praxis viele Fälle von Tuberkulinum gesehen, bei denen es sich um Missbrauch während der Schwangerschaft handelte. Ist Tuberkulinim das Mittel der Wahl, zeigen sich sehr häufig während der Schwangerschaft folgende Traumsequenzen:

Gemüt – Träume – Tiere (auch Hunde – schwarze)
– Schlangen
– Feuer
– Prüde zu sein
– Räuber
– Beschämend

Bei dem Versuch, diese Träume zu interpretieren, entdecken wir, dass diese Träume sehr oft Ausdruck der "eigenen inneren Gefühle" sind.

Träume von Hunden

Ausdruck eigener Persönlichkeitsanteile wie Aggression, Sexualität, Freundschaft – Ausdruck leicht fließender natürlicher Gefühle.

Träume von Schlangen

Schlangen beschreiben den Lebensprozess. Genauer gesagt, stehen Schlangen für die Kraft hinter Zielstrebigkeit und Tatkraft eines Menschen.

Träume von Feuer

Feuer steht als Symbol für Leidenschaft, Sexualität, Verlangen, Wut, Groll und Frustration.

Träume von Räubern

Hinweise auf Ängste oder emotionale Konflikte aus dem Unbewussten; vernachlässigte Persönlichkeitsanteile. Stellt man sich ihnen, kann das Selbstbewusstsein wachsen.

Oft zeigen sich in der Familienanamnese eines Elternteiles tuberkulöse Erkrankungen. Der geistige Entwicklungsstand eines Kindes ist oft der erste Hinweis auf Tuberkulinum als Mittel der Wahl.

Dies betrifft Kinder, die mit geistiger Retardierung oder folgenden körperlichen Defekten geboren werden:

- Schädeldeformationen
- Offener Brustkorb
- Affenartige Furchen in den Handflächen
- Fingerdeformationen
- Neigung zu Anomalien der Mittellinie
- Genetische Anomalien / Chromosomale Störungen

Während der fötalen Entwicklung, genauer gesagt, während der frühen embryonalen Phase gibt es einen Zeitpunkt, in dem sich die Flachzellen, die den Embryo bilden, abrunden und verkapseln, um ein Rohr zu bilden. An dieser Stelle kann es scheinbar zu erheblichen Störungen kommen – so als brächen alle Entwicklungsschritte gleichzeitig zusammen. Dadurch entstehen Deformierungen oder Defekte wie Hydrozele (Wasserkopf), Nabelhernie oder Hasenscharte. Die Schädel dieser Kinder zeigen Verformungen, so als hätte sich eine der zahlreichen Knochennähte frühzeitig geschlossen. Bei den meisten Anomalien handelt es sich um Entwicklungsstörungen von Knochen und Knorpel.

(Bei **Baryta carbonicum** - Angst vor neuen Situationen, neuen Personen)

Lernschwierigkeiten
- langsam im Begreifen
- Kopfweh vom Lernen
- Hausaufgaben sind ein quälendes Thema für Tuberkulinum Kinder
- ADHD / Hyperkinetisches Syndrom – Lernen ist langweilig. Unfähigkeit, beim Lernen auf seinem Platz zu bleiben
- Gedächtnisschwäche – Schreib- und Lesefehler

Erkrankungen, zu denen die Mutter neigt

Körperlich

- Abort
- Genitale Toxoplasmose
- Drüsenverhärtungen
- Brustdrüsenschwellung
- Brustdrüsengeschwulste
- Menorrhagie / starke Menstruation durch Fibrome
- Rezidivierende Infekte
- Rezidivierende Herpes Zoster Infekte
- Lungenschwäche / Atemweginfektionen

Erkrankungen, zu denen das Kind neigt

Körperlich

- Enuresis / Bettnässen
- Verzögertes Wachstum
- Ekzeme
- Auszehrung
- Nasenbluten
- Juvenile rheumatoide Arthritis
- Lymphknotenentzündung
- Geistige Retardierung
- Dellwarzen
- Rezidivierende Bronchopneumonie

Geistig

- ADHD / Hyperkinetisches Syndrom
- Dyslexie
- Wutanfälle

- Rezidivierender Heuschnupfen
- Redzidivierende Infekte,
- besonders Otitis media / Mittelohrentzündung, Tonsillitis / Mandelentzündung
- Schnupfen
- Lungenschwäche / Atemwegsinfektionen
- Würmer

ESSENZ VON TUBERKULINUM

1) Verzögertes Wachstum
   a) Verzögertes Laufen
   b) Verzögertes Sprechen
   c) Verzögerte Zahnung

2) Ängste

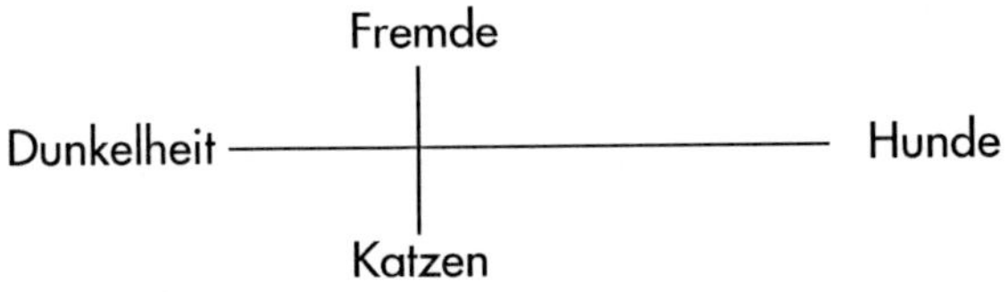

3) Extreme Gereiztheit unmittelbar nach dem Erwachen
4) Frühreife und altkluge Kinder
5) Hyperaktive, unruhige Kinder, die nicht lange auf ihrem Stuhl sitzen können
6) Wutanfälle
7) Hang zu Destruktivität – auch sich selbst gegenüber – schlägt sich selbst
8) Schläft mit hochgezogenen Knien

CHECKLISTE FÜR TUBERKULINUM

- Schlägt Mutter / Vater, wenn getadelt
- Hang zur Destruktivität – unzufrieden
- Schlägt mit dem Kopf gegen die Wand
- Wirft mit Dingen auf Andere
- Verschlechterung durch den Kontakt mit Tieren

- Verlangt, zu kämpfen, bedroht Andere
- Gleichgültig gegenüber Bestrafungen
- Stur, beantwortet alle Fragen mit "Nein"
- Weint wegen Kleinigkeiten
- Prüde
- Rollt den Kopf beim Einschlafen
- Zähneknirschen im Schlaf
- Kinder schreien im Schlaf auf, fluchen
- Enuresis / Bettnässen
- Gereizt beim Erwachen
- Frühe Masturbation
- Drang, zu laufen
- Peinliche Bekleidung
- Starke Kopfbehaarung und entlang der Wirbelsäule, schon bei der Geburt
- Schädelverformungen und andere Geburtsanomalien, besonders der Mittellinie
- Lang- oder schmalbrüstig mit herabhängenden Schultern, bläuliche Verfärbung der Skleren, rote Lippen
- Lange Wimpern
- Viele Zahnprobleme, besonders hinsichtlich Anzahl und Position
- Geschwollene, harte Halslymphknoten
- Brust- und Lungenschwäche
- Rezidivierende Infektionen der oberen Atemwege
- Tuberkulose oder Lungenerkrankungen in der Familienanamnese
- Rezidivierende Fieberanfälle
- Häufige Durchfälle
- Angst vor Hunden und Katzen
- Großer Appetit ohne Gewichtszunahme
- Verlangen nach Butter, Erdnussbutter, Käse, kalter Milch, Eier, Makaroni, Salz, mild-geräuchertem Fleisch, Wurst, Salami, Schinken, Fett, Schinkenspeck, Schweinefleisch, Delikatessen, Eiskrem, Kartoffeln, gewürzten Speisen, Süßigkeiten, Joghurt
- Abneigung gegen das Vermischen von Speisen

Widmung

Dieses Buch ist meinem Lehrer
Dr. Sarabhai Kapadia
B SC., D.M.S. (Cal.)
Bombay

in großer Verehrung gewidmet

Dr. Farokh J. Master

Bettnässen

Vorwort

Es ist mir eine Freude, das Vorwort für dieses Büchlein von Dr. Farokh Master zu schreiben, der die Materialsammlung mit großer Sorgfalt zusammengestellt hat. Da es sich bei Enuresis nocturna um eine Störung handelt, der man sehr häufig im Praxisalltag eines Arztes begegnet, ist ein solches informatives Büchlein wie dieses vorliegende, von großem Wert.

Neben der Beschreibung von Ursache und Entwicklung dieser Störung, enthält es eine repertorische Analyse verschiedener Arzneimittel, die für diesen Zustand in Frage kommen.

Dr. Master hat qualifizierte Indikationen für die gebräuchlichen Mittel zusammengestellt. Ich bin sicher, dass dieses Buch in Fachkreisen sehr begrüßt wird.

New Delhi 10. April 1985
Dr. Jugal Kishore
B.Sc., D.M.S., M.D. (Hom.).
Präsident des Zentralkomitees für Homöopathie
Ehemaliger Präsident, Hom. Med. Assoc. of India
Hony. Hom.,Leibarzt des indischen Präsidenten

Einleitung

Bei der Vorbereitung dieses Manuskriptes habe ich mich an die Richtlinien des American College of Psychiartry für die Behandlung von Enuresis gehalten.
Was mich dazu bewog, dieses Buch zu schreiben, war die Tatsache, dass von jeweils zehn Kindern in meiner Praxis, jedes Zweite wegen Bettnässen kam.
Bis dahin hatte ich diese Störung nur sehr wenig erforscht, daher studierte ich die in der Bibliographie angegebene Literatur und fasste das Thema für den praktizierenden Arzt zusammen, dem es immer an Zeit mangelt. Zur Vereinfachung habe ich die Mittel tabellarisch zusammengestellt, unter Zuhilfenahme eines kleinen Repertoriums.
Mein Dank gilt Dr. (Miss) Archana C. Maniar und Dr. Nimesh P. Sukhla für Ihre tatkräftige Unterstützung beim Verlegen dieses Buches. Ihnen ist es zu verdanken, dass das Manuskript in Fachkreisen wohlwollend aufgenommen wurde und es ist mir ein großes Anliegen, ihnen meinen herzlichen Dank für diese freundliche und hilfreiche Unterstützung auszusprechen.
Wie schon erwähnt, war Bettnässen eines der häufigsten Probleme, mit dem ich mich in meiner Praxis konfrontiert sah. Daher war ich gezwungen, diese Störung gründlich zu analysieren: denn sie stellt nicht nur eine peinliche Situation für die Kleinen dar, sondern hinterlässt bei ihnen auch einen tiefen traumatischen Eindruck, wie ich immer wieder feststellen musste. Besonders dann, wenn es einem jüngeren Geschwisterchen schon früher gelingt, seinen Schliessmuskel zu kontrollieren.
Ohne viel Vorkenntnisse entschied ich mich, dieses wenig bekannte und zum Teil noch unentdeckte Gebiet zu erforschen. Das vorliegende Buch ist das Ergebnis meiner Analyse, die ich Ihnen jetzt mit aller Bescheidenheit in zusammengefasster Form vorstellen möchte.

Farokh J. Master

BETTNÄSSEN (ENURESIS)

Dem Ebers Papyrus zufolge, war Bettnässen bereits 1500 v.Chr. sehr bekannt. Enuresis stellt eines der häufigsten und verblüffendsten Probleme dar, denen sich ein Homöopath gegenüber sieht. Gegen Anfang des 19. Jahrhunderts hatten Ärzte erkannt, dass jede Therapieform diese Störung lindern konnte, vorausgesetzt, sie wurde mit Autorität, Engagement oder Güte durchgeführt. Obwohl man heute mehr über Ursachen und Behandlungsmöglichkeiten weiss, bleibt Enuresis eine Herausforderung für die Heilkunst. Wegen ihrer weiten Verbreitung und der Häufigkeit ihres Auftretens muss diese kleine Unpässlichkeit als eine der wichtigsten Kinderkrankheiten betrachtet werden. Hinzukommt, dass Enuresis in nicht wenigen Fällen auch bis ins Erwachsenenalter andauern kann. Es gibt sogar einige seltene Fälle von älteren Menschen, die noch nie in ihrem Leben den Zustand von Trockenheit gekannt haben.

Definition

Enuresis kann als Bettnässen oder Lakennässen bei Menschen nach vollendetem 3. Lebensjahr definiert werden. Es gelingt ihnen nicht, den Harndrang während des Tages zu unterdrücken oder sie wachen nicht von allein auf, wenn der Impuls sie während der Nacht überrascht.

Epidemiologie

Enuresis findet sich in allen Ländern, unter Reichen wie Armen, beider Geschlechter. Es betrifft alle Intelligenzquotienten, nimmt keine Rasse aus. Studien von Psychiatern, Psychologen, Kinderärzten und Homöopathen belegen, dass mehr Knaben als Mädchen daran erkranken. Das Verhältnis hier ist 2:1. Diese Differenz wird dem sozialen Kodex in der Erziehung zugeschrieben: Mädchen dürfen nicht unordentlich sein, daher werden sie zu äußerster Sorgfalt angehalten. Andere Stimmen behaupten, dass diese Relation genetische Bedingungen widerspiegelt.
Forscher wie praktizierende Ärzte sind sich jedoch einig, dass Patienten, die nur nachts unter dieser Störung leiden, in weitaus weniger Fällen eine damit verbundene oder bedingte organische Pathologie aufweisen. Da hierunter 80% der Betroffenen fallen, sollte man bei jedem fünften Fall genauer nach einem Organleiden forschen; nur 15% der Betroffenen leiden

ausschließlich tagsüber unter Enuresis – hier ist die Wahrscheinlichkeit einer ursächlichen Organerkrankung am höchsten.
Dauert Enuresis bis ins Erwachsenenalter an, zeigt sie sich häufig zusammen mit einer oder mehreren der folgenden Störungen:
(1) passiv aggressive oder passiv abhängige Reaktionen; (2) Schlafwandeln in der Anamnese; (3) Schlafwandeln in der Familienanamnese; (4) fehlerhafte Gebissform durch Karies, Inlays oder fehlenden Zähnen; (5) Chronische Beschwerden im Urogenitaltrakt (Harndrang, häufiges Urinieren, Nykturie) und (6) Enuresis in der Familienanamnese.
Im allgemeinen wird Enuresis jedoch mit keiner bekannten psychiatrischen Diagnose in Verbindung gebracht.

Normale Entwicklung der Schliessmuskelkontrolle

Die Häufigkeit der Miktion im Säuglingsalter ist von Kind zu Kind verschieden. Oft gibt es im Alter von 21 Monaten eine Phase, in der sie zunimmt. Im allgemeinen jedoch besitzt ein Kleinkind im Alter von 2,5 Jahren die Fähigkeit, den Urin bis zu 5 Stunden zurückzuhalten. Mit den Jahren wächst diese Fähigkeit.
Kleinkinder leeren Blase und Darm gewöhnlich direkt nach der Mahlzeit, besonders in den ersten acht Monaten. Oft werden sie ab dem zweiten bis dritten Monat dazu „konditioniert", auf den Topf zu gehen. Meist bricht diese Art der Konditionierung dann bei der Zahnung oder einer unvorhergesehenen Abweichung von der Alltagsroutine zusammen, besonders im Alter zwischen 12 und 15 Monaten, wo noch keine willkürliche Kontrolle möglich ist. Bitte beachten Sie, dass diese erst zwischen 15-18 Monaten entwickelt werden kann.
Erstes Anzeichen für willkürliche Kontrolle ist die Tatsache, dass das Kind die Mutter darauf aufmerksam macht, dass es gerade „in die Hosen gemacht" hat. Bald danach ist das Kind auf die Frage, ob es „mal muss", zu einem mehr oder minder gerechtfertigten „Nein" fähig. Ab dann sagt es der Mutter kurz vor dem Wasserlassen Bescheid, lässt ihr jedoch nicht die Zeit, es „abzufangen". Die Dringlichkeit nimmt mit den Jahren ab und mit 18-24 Monaten hat ein Kind die Fähigkeit entwickelt, die Mutter rechtzeitig zu bitten, es auf den Topf zu setzen. Mit zwei bis zweieinhalb Jahren hat es gelernt, seine Hose herunterziehen und ins Bad zu gehen. Vielleicht klettert es auch schon ohne Hilfe auf den Toilettensitz. Ab diesem Alter übernehmen Kinder selbst die Verantwortung für die Entleerung ihrer Blase. Somit wird die Tageswindel hinfällig, während der Nacht machen

sie sich jedoch noch nass. Mit zweieinhalb Jahren verlängert sich die Zeitspanne des Aushaltens und ab ca. drei Jahren ist das Kind morgens trocken, vorausgesetzt, es wurde noch einmal gegen 22 Uhr oder 23 Uhr auf den Topf gesetzt. Dann wird auch die Nachtwindel überfällig. Bereits mit zweieinhalb Jahren sind zwei Drittel der Kinder tagsüber trocken, die Hälfte von ihnen auch nachts. Mit drei Jahren sind 85% von ihnen nachts trocken, abgesehen von ein paar Ausrutschern, die immer noch leicht bis zum Alter von 4 Jahren passieren können. Ab zwei Jahren macht ein Knabe nur noch selten in die Hose; den meisten Mädchen gelingt schon früher, ihren Schliessmuskel zu kontrollieren.

Notwendige Mechanismen

Für die Kontrolle des Schliessmuskels sind vier Funktionen wichtig – Reifung und Entwicklung, Lernen und Konditionierung.

Entwicklung

Der Kontrollmechanismus des Schliessmuskels ist sehr komplex und setzt voraus, dass die Entwicklung des Nervensystems vollständig abgeschlossen ist. Jede Familie hat ihr eigenes Muster; so wie einige Kinder früher, andere später das Sitzen, Laufen, Sprechen oder den Gebrauch ihrer Augen und Ohren erlernen, so entwickelt sich die Kontrolle über Blase und Darm bei einigen Kinder schneller, bei anderen langsamer.

Lernen

Die Schließmuskelkontrolle entwickelt sich bei Kindern durch Unterweisung und Üben. Dieses Üben besteht hauptsächlich darin, dem Kind zu helfen, wenn es entwicklungsmäßig dazu bereit ist. Wie ein bekannter Dichter sagte: „Wenn die Uhr gewisse Stunden schlägt, ist es Zeit, Töpfchen unter kleine Pobäckchen zu schieben." (zitiert aus dem Englischen: "When the clock strikes certain hour, little pots are punctually applied to little botts.")

Konditionierung

Das Baby entleert seine Blase, sobald seine Pobacken den Rand des Topfes berühren.

ÄTHIOLOGIE UND HINTERGRUND VON ENURESIS

Ursache und Hintergrund von Enuresis sind oft sehr komlex und miteinander verwoben; darunter fallen:

(a) verzögerte Entwicklung

(b) Fehlerhafte Konditionierung. Wenn das Kind bestraft wird, weil es den Topf nicht benutzt hat, entwickelt es eine Konditionierung dagegen und wird sich möglicherweise weigern, ihn zu benutzen.

(c) Falsches Lernen. Wenn ein Kind sagt, dass es „mal muss", die Mutter seiner Bitte aber nicht sofort nachkommt, wird sich die Fähigkeit zur Schliessmuskelkontrolle bei diesem Kind wahrscheinlich verzögern.

(d) Persönlichkeits- und *Ich Entwicklung des Kindes.* Ab ungefähr sechs Monate beginnt ein Kind, sein Ego zu entwickeln und damit auch den Willen, als Persönlichkeit wahrgenommen zu werden. Ab neun bis zehn Monate wiederholt es ein Verhalten, das andere komisch finden. Mit ungefähr 12 Monaten beginnt die Trotzphase; Versuche, einem Kind etwas gegen seinen Willen auf zuzwingen – in diesem Fall, den Topf – wird es sabotieren. Daher bewirken resolute und übereifrige „Trainingsversuche" genau das Gegenteil von dem, was man sich erhofft hatte.

(e) Die Persönlichkeit *der Mutter.* Eine Mutter, die entschlossen ist, ihr Kind frühzeitig zur Disziplin zu erziehen und es zwingt, auf dem Topf sitzen zu bleiben, wenn es versucht, aufzustehen, wird wahrscheinlich auch mit einer Weigerung konfrontiert werden.

(f) Unkenntnis über *eine normale Entwicklung und ihre Möglichkeiten.* Viele Mütter erkennen leider nicht, dass das Alter, in dem Kinder die Kontrolle über ihren Schliessmuskel entwickeln, sehr schwanken kann. Es beunruhigt sie, wenn ihr Kind später trocken ist als Andere, oder später als sie erwartet hätten. Eine solche Mutter neigt dazu, ihr Kind für dieses Versagen zu bestrafen, was wiederum seitens des Kindes mit der Verweigerung des Topfes oder mit Bettnässen quittiert wird.

(g) Psychologischer Stress. Emotionaler Stress wie Traurigkeit, Unsicherheit, Eifersucht, Krankenhausaufenthalt, Streit in der Familie oder übertriebene Strenge, kann die Entwicklung der Kontrolle nicht nur verzögern, sondern auch die Ursache dafür sein, dass eine bereits erlernte Kontrolle wieder verlorengeht.
(h) Faulheit. An kalten Nächten ist es dem Kind vielleicht lieber, ins Bett zu machen anstatt auf die Toilette zu gehen.
(i) Schlafmuster. Man sagt, dass Bettnässer meist sehr tief schlafen.
(j) Geringe Aufnahmekapazität *der Blase*. Man hat lange geglaubt, dass dies eine der Ursachen für Enuresis darstellt.
(k) Verschiedene soziale *Faktoren*. Sir Martin Roth bemerkte bei der Eröffnung des Symposiums über Enuresis, dass diese Störung auf einen Mangel an Wärme im Elternhaus, häuslichen Unfrieden und Kriminalität in der Familie zurückzuführen sei; je größer die sozialen Unstimmigkeiten, desto höher die Wahrscheinlichkeit von Enuresis bei Kleinkindern. Auch sind Mütter von Bettnässern gewöhnlich jüngeren Alters.

Organische Ursachen

(a) Spina bifida oder andere Läsionen des unteren Rückenmarks gehen meist mit neurologisch-sensorischen Veränderungen einher, die bei einer körperlichen Untersuchung beachtet werden sollten.
(b) Geburtliche Anomalien des Urogenitaltraktes, besonders der Harnröhre.
(c) Zystitis (Blasenentzündung), TBC oder andere urogenitale Infekte.
(d) Enuresis kann ein Frühsymptom von Diabetes mellitus sein.
(e) In einigen seltenen Fällen tritt Enuresis auch bei nächtlicher Epilepsie auf.

Unterscheidung zwischen organischen und psychologischen Formen: Folgende Befunde verweisen auf eine mögliche organische Ursache und verlangen eine gründliche Untersuchung der Harnwegsorgane.

1. Anamnese

(a) wenn ein Kind ständig Wasser lässt, sowohl tagsüber als auch nachts
(b) Wenn rezidivierende Harnwegsinfekte vorliegen
(c) wenn andere urologische Symptome vorliegen, Dysurie oder Ausfällen des Harns.

2. Untersuchung

(a) bei weiteren Geburtsanomalien
(b) wenn das Kind öfters eine palpable Blase aufweist
(c) bei Wachstumsstörungen
(d) bei neurologischen Anomalien
(e) wenn der Urinstrahl sehr schwach ist bzw. träufelt.

Bei diesen Befunden sind folgende Untersuchungen notwendig:
(a) Blutdruck, Bluthamstoff
(b) Biochemische und mikroskopische Harnuntersuchung
(c) Intravenöses Pyelogramm
(d) Zystogramm beim Wassserlassen.

Klinische Merkmale

Die Befunderhebung des Bett- bzw. Kleidernässens fällt nicht schwer. Jedoch kann der Beobachter nicht sagen, ob es sich dabei um eine organische Ursache handelt oder ob die Person an Enuresis leidet. Meist kann die Person, die sich am meisten über das Bettnässen ärgert, auch Einzelheiten über Auftreten und Verlauf wiedergeben. In den meisten Fällen wird Bettnässen ohne große Schwierigkeiten als ein Vorliegen von Enuresis diagnostiziert.
Man unterscheidet zwei wichtige Kategorien – die primäre, auch die andauernde Enuresis genannt, und die sekundäre, die auch als vorübergehende oder neurotische Enuresis bekannt ist. Vier Fünftel aller Enuresis Erkrankungen gehören zur primären Kategorie, d.h., dass sich zu keiner Zeit eine andauernde Trockenphase bei den betroffenen Personen entwickeln konnte und dass diese zu keiner Zeit ihres Leben das beruhigende Gefühl der sorglosen Entspannung gekannt haben. Die sekundäre Form tritt auf, nachdem ein Kind „trocken" geworden ist. Ein neurotischer Konflikt, wie die Geburt eines Geschwisterkindes oder vorübergehender emotionaler Stress wie die Eingewöhnung in den Militärdienst, kann Enuresis verursachen. Hier sollte der Arzt untersuchen, ob die enuretischen Phasen nachts, tagsüber oder immer auftreten. Man nimmt an, dass diese Störung bei mindestens einem von 1.000 Enuresis Patienten mit Encopresis (unfreiwilligem Einkoten) einhergeht.
Erwachsene Enuretiker berichten von bewegenden Unpässlichkeiten und Situationen, die sie aufgrund ihres hartnäckigen Verhaltensmuster durch-

leiden mußten. Bei manchen gingen die Einschränkungen soweit, dass sie daran gehindert wurden, eine Schule zu besuchen oder die Nacht mit ihrem Liebsten zu verbringen. Dessen ungeachtet sind viele erwachsene Enuretiker verheiratet und führen ein normales Leben.
Bei enuretischen Knaben findet sich häufig ein gestörtes Mutter-Sohn Verhältnis: das Kind hält wegen der unbewussten Erwartungen und Wünsche der Mutter an seinem Leiden fest. Oft verhält sich die Mutter abwertend ihm gegenüber und provoziert Faulheit und Rebellion seinerseits.
Weibliche Enuretiker dagegen zeigen eine starke Vaterverbindung. Sind sie meist „Papas Liebling", so sind die männlichen eher Muttersöhnchen.

Verlauf und Prognose

Medizinisch gesehen, ist Enuresis als eine gutartige Störung mit starken Tendenz zur Selbstregulierung zu betrachten. Eltern können also beruhigt sein, dass die Zeit das Ihre tut: die Vermutung scheint sich zu bestätigen, dass Enuresis mit zunehmenden Alter nachlässt – einige wenige Fälle ausgenommen.
Obwohl die meisten Kinder mit zehn Jahren trocken sind, sollte jedes enuretische Kind frühzeitig behandelt werden, da es bis dato unmöglich ist, diese wenigen Fälle zu erkennen, die über ihre Jugend hinaus bis ins Erwachsenenalter unter Enuresis leiden werden.

Diagnose

Obwohl Ursache und Therapie manchen Arzt erstaunen mögen, ist die Diagnose doch relativ einfach. Der Patient berichtet dem Arzt, dass er unwillkürlich wasserlassen muss.
Ein Homöopath, der ein enuretisches Kind behandelt, sollte sich vergewissern, dass sich der Patient einer eingehenden körperlichen Untersuchung und Harnanalyse unterzogen hat. Er sollte auch eine gründliche medizinische Anamnese erstellen und die charakteristischen Merkmale der Störung erfragen.

Therapie

Keine der Behandlungsformen war bis heute so erfolgreich, als dass sie als allgemeingültige Richtlinie für eine erfolgreiche Therapie gelten könnte. Der praktizierende Arzt sieht sich einer Störung gegenüber, deren

Ursache unverständlich und deren Differentialdiagnose trügerisch und umfangreich ist. Die Behandlung von Enuresis ist schwierig. Im Folgenden eine Auswahl möglicher homöopathischer Ansätze. Die Wahl der geeigneten Methode hängt von den individuellen Umständen ab. Gewöhnlich entscheidet sich ein Homöopath für eine Kombination mehrerer Ansätze.

I. Placebos in diesem Sinn als Negativbeispiel

Die homöopathische Literatur berichtet von hervorragenden Erfolgen mit Placebos.
Fall: Ein 12 jähriger Knabe. In der Anamnese: seit 10 Jahren Enuresis. Der Knabe war ein Einzelkind, sehr nervös und kränklich. Er hatte sich bereits ohne Erfolg einigen homöopathischen und allopathischen Behandlungsversuchen unterzogen. Ich drohte ihm mit einer Operation, falls er nicht mit dem Bettnässen aufhören würde. Und zwar sagte ich ihm, dass der Chirurg ihn vom Scheitel bis zur Sohle aufschneiden würde. Ich gab ihm ein Fläschchen mit Placebos und forderte ihn auf, täglich über zwei Wochen zwei Pillen davon zu nehmen, wenn er diese große Operation vermeiden wolle. Er ließ sich drei Monate lang von mir behandeln und bis heute ist er nur zweimal rückfällig geworden. Er ist noch unter Beobachtung.
Der Erfolg einer Placebo-Therapie hängt im Wesentlichen von der Beziehung zwischen Therapeut und Patient ab. Sobald dieser allerdings die Täuschung erkennt, findet diese Form der Behandlung ein jähes Ende.

II. Konditionierungshilfen in diesem Sinn als Negativbeispiel

Die effektivste Art, dem Bettnässen den Garaus zu machen, ist der Gebrauch einer Konditionierungshilfe, entweder einer Glocke oder eines Weckers, die den Patienten weckt, sobald auch nur ein Tropfen seines Urins die elektrische Auflage berührt, auf der er schläft.
Eine solche Konditionierung bereitet dem Bettnässen ein schnelles Ende, da der Patient lernt, vor dem Ertönen der Glocke oder des Weckers aufzuwachen und auf die Toilette zu gehen.
Nachteile:
Die Erfahrung zeigt, dass diese Konditionierung nur von kurzer Dauer sein kann und der Patient wieder in sein altes Verhalten zurückfallen muss. Außerdem stellt sich dabei das pragmatische Problem, dass andere Kinder im Raum auch von der Glocke aus ihrem wohltuenden Schlaf gerissen werden.

Oft kommt es auch zu falschem Alarm, da einige Kinder nachts stark schwitzen und das Warnsignal auch durch Schweissperlen ausgelöst werden kann.

III. Psychotherapie

Ein entscheidender Faktor bei der Behandlung von Enuresis ist die psychotherapeutische Begleitung mit dem Ziel, Zuversicht und Hoffnung im Patienten zu erwecken und zu nähren.
Achtung: Psychotherapie bedeutet Ermutigung und Geduld - sowohl in der Praxis als auch zuhause. Die Eltern sollten als Partner in den Prozess mit eingebunden werden, um dem kleinen Patienten durch ihre Mitarbeit zu zeigen, dass sich ihre Sichtweise in Bezug auf das Bettnässen verändert hat.

Medikamente

Die Auswahl an Medikamenten umfasst Anticholinergika, Sympathomimetika, Beruhigungs- und Entspannungsmittel, harntreibende und harnhemmende Mittel sowie Antidepressiva.
Letztere sind heute das Mittel der Wahl für einen allopathischen Arzt bei der Behandlung von Enuresis. Aus eigener Beobachtung kann ich jedoch sagen, dass Kinder nach der Verschreibung von trizyklischen Antidepressiva wie Amitriptylin oder Nortriptylin durch den Hausarzt zahlreiche Nebenwirkungen entwickelten: Schmerzen beim Wasserlassen (Dysurie), Harnverhalten (Retention), Trockenheit des Mundes, Schwindel, Kopfschmerzen, Verstopfung, Appetitverlust, Gewichtsverlust, Schlafstörungen und vor allem DROGENABHÄNGIGKEIT.

Blasentraining

Es ist seit langem bekannt, dass mancher Enuretiker über eine geringere als normale funktionale Blasenkapazität verfügt. Diese Tatsache hat einige Urologen dazu bewogen, Blasentraining als Behandlungsmethode zu empfehlen. Hierbei wird der Patient gebeten, seine Aufnahmekapazität von bestimmten Flüssigkeitsmengen zu quantifizieren und den Harndrang so lang als möglich zurückzuhalten. Der gewünschte Effekt:
Nach und nach gelingt es dem Patienten, immer größere Flüssigkeitsmengen über immer größere Zeiträume hinweg zurückzuhalten. Seine Blase

lernt, größere Harnmengen zu speichern. Mit der Fähigkeit, diese Grenze weiter hinauszuschieben, ist das nächtliche Problem des Bettnässens beseitigt.

Schlafunterbrechung

Beobachtungen lange vor der Zeit von Untersuchungen in Schlaflabors haben ergeben, dass sich Enuretiker eines tiefen Schlafes erfreuen. Im Hinblick auf diese Entdeckung empfahl man den Eltern, ihr Kind des Nachts aufzuwecken und auf die Toilette zu schicken. Vielleicht ist der Erfolg dieser Methode der gezielten Aufmerksamkeit von Eltern und Kind zuzuschreiben sowie der Verstärkung positiver Verhaltensmuster.

Hypnose

In Europa und in den USA ist der Einsatz von Hypnose bei Enuresis zu finden. Auch hierüber – wie bei allen anderen Behandlungsformen – existieren sowohl begeisterte Erfolgsberichte als auch gegenteilige Meinungen.

REPERTORIUM BEI ENURESIS

1.Blase – urinieren; unwillkürlich; nachts
(=Bettnässen, Inkoncontinentia urinae).
Die hochgestellten Zahlen geben die Wertigkeiten an.

Acon^{2}	Aethusa^{6}	Am-c^{2}	Anac^{1}
Anan^{1}	Apis^{3}	Apoc^{2}	Arg-m^{2}
Arg-n^{3}	Arn^{3}	Ars^{3}	Aur^{2}
Aur-m^{1}	Aur-s^{1}	Bar-c^{2}	Bar-m^{1}
Bell^{3}	Banz-acid^{3}	Bry^{2}	Cact^{1}
Calc^{3}	Canth^{1}	Carh-s^{2}	Carb-v^{3}
Caust^{3}	Cham^{3}	Chen-v^{1}	Chin^{2}
Chlo^{2}	Cimex^{1}	Cina^{3}	Coca^{2}
Con^{2}	Crot-c^{1}	Cub^{2}	Cupr^{1}
Dulc^{2}	Equis^{3}	Eup-pur^{2}	Ferr^{3}
Ferr-ars^{1}	Ferr-i^{1}	Ferr-phos^{2}	Fl-acid^{2}
Gels^{1}	Graph^{3}	Hep^{3}	Hyos^{2}
Ign^{2}	Kali-br^{1}	Kali-c^{2}	Kali-phos^{3}
Kreos^{3}	Lac-c^{2}	Lac-d^{1}	Lyc^{2}
Mag-c^{1}	Mag-m^{2}	Mag-phos^{2}	Mag-s^{1}
Med^{2}	Merc^{3}	Mur-ac^{1}	Nat-ars^{2}
Nat-c^{2}	Nat-m^{3}	Nat-phos^{1}	Nit-ac^{1}
Nux-vomica^{2}	Op^{3}	Ox-acid^{1}	Petr^{2}
Phos-ac^{2}	Phos^{2}	Physal^{1}	Plan^{3}
Podo^{2}	Psor^{2}	Puls^{3}	Qyass^{1}
Rhus-a^{1}	Rhus-t^{3}	Ruta^{2}	Sabal^{2}
Sanic^{2}	Santon^{1}	Sars^{2}	Sec^{1}
Seneg^{2}	Sep^{3}	Sil^{3}	Spig^{2}
Squil^{1}	Staph^{2}	Stram^{2}	Sul^{3}
Syph^{1}	Tab^{1}	Ter^{1}	Thuja^{2}
Thuya^{2}	Thyr^{2}	Tab^{3}	Uran^{2}
Verat^{1}	Verb^{2}	Viol-t^{2}	Zinc^{1}

Repertorium nach Zeitbezügen:

2. Mitternacht – morgens, bis:
   Plan[1]
3. Mitternacht – nach: 5 h:
   Cact[1]
4. morgens, agg.:
   Carbo-veg[1]
5. morgens, gegen:
   Am-c[1] Cact[1] Chlo[1] Zinc[1]
6. nachts:
   Graph[1] Verb[1]
7. nachts, alter Mann, nach Hydrops:
   Aur-mur[2]
8. nachts, Askariden, mit:
   Ferr[2]
9. nachts, bei Mädchen von Kleinkind bis 16 Jahre:
   Nux-vom[1]
10. nachts, bei Ruhe:
    Rhus-tox[2]
11. nachts, besonders bei kleinen Mädchen:
    Puls[1]
12. nachts, Bett ist nass sobald das Kind einschläft, immer während des ersten Schlafes:
    Sep[1]
13. nachts, Bettnässen, bei Kindern:
    Equis[1] Kali-phos[1] Petr[1]
14. nachts, Bettnässen, durch Würmer:
    Cina[1] Uran-n.[2] Santon[2] Sulph[1]
15. ersten Schlaf, im:
    Benz-ac[1] Caust[3] Cina[2] Kreos[2]
    Phos-ac[2] Sep[3]
16. nachts, ersten Schlaf, im, urinieren von grossen Mengen:
    Phos-ac[2]
17. nachts, Erwachenen, bei:
    Kali-carb[1]

18. nachts, gegen morgen, bei Kindern, auch wenn sie während der Nacht auf die Toilette gegangen sind und kein Wasser getrunken haben:
    Chloral[1]
19. nachts, Kindern, bei dicklich, gerötetes Gesicht, schnell verschwitzt und erkältet:
    Calc[2]
20. nachts, Kindern, bei, mit Würmern und in Anfällen:
    Sil[2]
21. nachts, Kindern; bei skrufulöse oder syphillitische:
    Kali-iod[1]
22. nachts, Kindern; – nervösen, bei:
    Gels[2]
23. nachts, Kindern; – phosphorischer Konstitution, bei:
    Phos[2]
24. nachts, Kindern; – schlaksigen, blassen Kindern mit großem Bauch, die Zucker und stark gewürzte Speisen lieben und sich nicht gerne waschen:
    Sulph[1]
25. nachts, Knaben, bei heller Haut:
    Sep[2]
26. nachts, Kopf zurückwerfen im Schlaf:
    Hep-sul[1]
27. nachts, durch Schließmuskellähmung, bei nervösen Kindern:
    Gels[1]
28. nachts, Masturbation: bei häufiger:
    Sep[2]
29. nachts, mit starkem Schwitzen:
    Bell[1]
30. nachts, nässt das Bett fünf oder sechs Mal:
    Ferrum[1]
31. nachts, nervöse Irritation, durch:
    Magn-phos[3]
32. nachts, Schlag auf Kopf, nach:
    Sil[1]
33. nachts, Schließmuskelschwäche:
    Ferrum-phos[1] Gels[2] Plant[2]
34. nachts, schlimmer im Herbst:
    Puls[2]

35. nachts, Schreck, groß, bei:
Phos 1 (siehe spasmodische Enuresis)
36. nachts, spasmodisches Bettnässen:
Arg-met^{3}
37. nachts, unwillkürlicher Miktion im Bett, nachts:
Petr^{1}
38. nachts, Vollmond, bei, (hartnäckiger Fall):
Psorinum^{3} Cina^{1}
39. nachts, Wecken des Kindes ist schwierig:
Caust^{3} Kreos^{2} Sep^{3}
40. tagsüber; nachts, und:
Nux-vom^{1}
41. Vollmond, bei; keine Ursache auffindbar und Ekzeme in Anamnese:
Psor^{1}

Repertorium außer Zeitbezüge:

42. alten Menschen, bei:
Sec^{1}
43. alter Mann; Prostata, bei vergrößerter:
Apoc^{1} Benz-ac^{1} Kali-phos^{2} Sec^{1}
44. Angst; durch Erlebnis, das schon lange zurückliegt:
Phos^{1}
45. Bettnässen:
Bry.^{1} Hep-sul^{1} Kali-phos^{1} Nit-ac^{1}
Puls^{1} Rus-tox^{1} Spon^{1}
46. Bettnässer, wacht mit Harndrang auf, kann ihn aber nicht zurückhalten:
Kreos^{1}
47. Blasenlähmung bei Kindern mit Kopfleiden:
Hyos^{2}
48. Blasenlähmung verursacht Inkontinenz:
Kali-Phos^{2}
49. Durst und Furcht, mit:
Acon 1
50. Enuresis, häufige Miktion, Schwangerschaft; während der:
Podo^{1}
51. Gewohnheit, keine Ursache aufzufinden ist, wenn außer der:
Equis^{1}

52. Hysterisch:
Ign[1] Val-m[1]
53. im Wechsel mit Dysurie (schmerzhafter Miktion):
Gels[1]
54. Katheters; nach Einsatz des:
Mag-phos[1]
55. Kindern; bei:
Benz-acid[1] Kali-p[1]
56. Kindern, bei; mit wenig, scharfem Urin stark an Harnsäure und Ablagerungen:
Plat[2]
57. Kindern, bei; mit saurem Magen:
Nat-phos[1]
58. Kindern, bei; zu schnellem Wachstum:
Phos[2]
59. Kindern, schwächlichen; bei:
China[2]
60. Masern, nach:
Puls[2]
61. nasses Bett, ruhelos, schreckt im Schlaf auf:
Bell[1]
62. Schließmuskelschwäche bei Kindern, unwillkürliches Urinieren, besonders im ersten Schlaf oder tagsüber bei der geringsten Erregung:
Caust[1]
63. Schließmuskelschwäche oder -lähmung:
Apoc[1] Bell[2] Caust[2] Con[1] Ferr-phos[1]
Gels[2] Nux-vom[1] Rars[1] Sabal[1] Sec[1]
Strych[2]
64. Schwächegefühl in Blase und Genitalien, Angst, Bett zu nässen:
Alum[1]
65. Schwangerschaft; während der:
Podo[1]
66. Spasmodische Enuresis:
Arg-m[3] Bell[1] Canth[1] Caps[1] Caust[1]
Cina[1] Coloc[1] Gels[2] Hyos[1] Ign[1]
Lach[1] Lyc[1] Nux-vom[2] Op[1] Puls[1]
Rhus-tox[1] Verat[2]

67. Sykose, mit:
Med[1]

68. Träumen vom Urinieren; beim:
Kreos[2] Lac-c[1] Lyc[1] Merc-i-f[1]
Seneg[2] Sep[2] Sulph[1]

69. Tröpfelnd, bei Knaben:
Rhus-tox[2]

70. Unwillkürliche Miktion im Bett:
Am-c[1] Carbo-veg[1] Caust[1] Cina[1] Puls[1]
Seneg[1] Sep[1] Sil[1] Sulph[1]
(siehe Nr. 45 – Bettnässen)

71. Unwillkürliche Miktion im Bett, besonders bei kleinen Mädchen, Husten beim oder Flatulenzen, begleitet von:
Puls[1]

72. Verdauungsstörungen:
Benz-ac[1] Nux-vom[2] Puls[1]

73. Wecken des Kindes ist schwierig:
Bell[1] Chlol[1] Kreos[2]

Arzneimittel 1	Zeitpunkt der Enuresis 2	Schlafmuster 3	Ursache 4
Argentum metallicum	nachts, mit Krämpfen	unruhiger Schlaf, beängstigende, schreckliche Träume, Schreien	Diabetes
Barium carbonicum	nachts	spricht und zuckt im Schlaf, liegt auf einer Seite	
Belladonna	gegen Mitternacht oder Morgen, tagsüber	halboffene Augen, unruhiger Schlaf mit plötzlichem Aufschrecken; Stöhnen und Schreien im Schlaf, Zähneknirschen und Röcheln, Schläfrigkeit, ohne schlafen zu können, schläft mit Händen unter dem Kopf	zuviel Zuckergenuss, Blasenlähmung
Benzoicum ac. (wenn Nitricum nicht hilft)	gegen Mitternacht, bei Mädchen	schreckt auf mit Atemnot und Herzrasen	
Calcium carbonicum	gegen Mitternacht oder Morgen, tagsüber	schreit und kann nicht beruhigt werden, Alpträume, Angst- und Fantasieträume, schnarcht	Masturbation. Säfteverlust, Schrecken, Egoismus
Causticum	während der ersten Schlafphase, bei kaltem Wetter und in kalten Nächten	unruhiger Schlaf, schreckt auf, lacht und weint. schläfrig - hat Mühe, wach zu bleiben, sensibel, wacht auf ohne zu bemerken, dass er uriniert hat; kann es kaum glauben, muss nasses Laken berühren, um es zu glauben	Schrecken, Trauer, Nachtwache, Harnverhalten

Urineigenschaften 5	Konstitution 6	Temperament 7	Begleiterscheinungen 8
trübt, blass, übelriechend nach Schweiss, reichlich	schlank, dünn, robust, anämisch, rheumatisch	erwartungsvoll, ängstlich, depressiv, reizbar	
spärlich, dunkelbraun, reichlich (Widerspruch!)	tuberkulös, zwergenhafter Wuchs, zurückgeblieben	geistesabwesend, überempfindlich, gegenüber Allem, beeindruckbar	Neigung zu Erkältungen
gelb, spärlich getrübt, dunkelrot, reichliche Phosphatablagerungen, stark sauer	tuberkulös, skrofulös	lymphatisch, ängstlich, streitsüchtig, gereizt	schwitzt leicht, Urinieren begleitet von Stuhlabgang, Gefühl von Würmern in der Blase
starke Färbung, riecht wie Urin von Pferden, nach Ammoniak, sauer, heiss, reichlich, alkalisch	Neigung zu Gicht und Rheuma	wirre Ideen	hinterlässt braune Flecken auf Bettlaken
dunkelbraun, stark Übelriechend, weisses Sediment	tuberkulös, plethorisch dicke, schwammige Kinder mit rotem Gesicht, Neigung zu Erkältungen, leukophlegmatisch, Neigung zu Gicht, empfindsam	sanguinisch dumpf, zurückgeblieben, verwirrt, ängstlich, vergesslich, leucophlegmatisch, nervös, gereizt	Neigung zu Pica Syndrom und Erkältungen Dysfunktion der Hypophyse und der Schilddrüse
Uratablagerungen, blutig-trübe Harnsäure	hydrogenoid, tuberkulös, Kinder mit schwarzen Haaren und Augen., rigide Struktur empfindliche Haut	nervöse mädchen mit Lernschwäche	Neigung zu Warzen, Stuhlentleerung im Stehen

Arzneimittel 1	Zeitpunkt der Enuresis 2	Schlafmuster 3	Ursache 4
Cina	Zweite Nachthälfte, bei Vollmond	unruhiger Schlaf, Bauchlage mit angezogenen Knien, spricht, weint,. schreit und wacht ängstlich auf, lässt Kopf auf eine Seite hängen, will gewiegt werden, um einzuschlafen	Würmer
Equisetum hyemale	tagsüber und nachts	träumt, dass er Menschenmengen sieht	Gewohnheit, Ursache unbekannt
Ferrum-metallicum	tagsüber häufiger als nachts	schläfrig aus Schwäche, Rückenlage, träumt,er falle ins Wasser, heftige unangenehme Träume	Schliessmuskelschwäche, Würmer
Kalium bromatum	2 h morgens, bei Neumond	schlafwandelt, schreckt auf, stöhnt und weint im Tiefschlaf, Zähneknirschen, schreckliche Träume	Alpträume, Sorgen, Krämpfe
Kalium phosphoricum		Träume: Fallen, Vergiftung, Feuer, träumt, dass er anständig uriniert, erwacht aus Tiefschlaf, weil er urinieren muss, kann Harndrang aber nicht zurückhalten, wälzt sich, unruhig herum, verlangt nach Streicheln und Liebkosung, um einzuschlafen	nervöse Schwäche
Kreosotum	erste Nachthälfte	unruhiger Schlaf, schreckt auf, lacht und weint. schläfrig - hat Mühe, wach zu bleiben, sensibel, wacht auf ohne zu bemerken, dass er uriniert hat; kann es kaum glauben, muss nasses Laken berühren, um es zu glauben	Schrecken, Trauer, Nachtwache, Harnverhalten
Lac-Caninum		schreit, liegt mit einem Bein angewinkelt, das andere ausgestreckt im Bett, träumt vom Urinieren	

Urineigenschaften 5	Konstitution 6	Temperament 7	Begleiterscheinugen 8
reichhaltig, wird milchig, wenn stehengelassen. trübes Weiss	tuberkulös, gross und dick, rosig	unruhig, leicht berührt, kapriziös	Hunger, Würmer, Zähneknirschen, Konvulsionen
klar, reichlich oder spärlich	Enuresis aus Gewohnheit		Magen-Darm Erkrankungen (Dyspepsie)
hell, hinterlässt sehr dunkle Flecken auf Bettlaken, stark nach Ammoniak riechend, heiss und reichlich, schleimiges Sediment	falsche Plethora, lymphatisch, bleich, ausgezehrt, schwach, anfällig, Blutungsneigung (hämorrhagische Diathese)	sanguinisch, cholerisch, phlegmatisch, sensibel, erregbar	wechselnde Allergien
blass, reichlich	dicklich, Verlangen nach Zucker	depressiv, verggesslich, weinerlich, lymphatisch, sanguinisch	Durst, Appetit, Verstopfung, empfindliche Leber, diabetische Kopf schmerz
safrangelb, milchig		Nervös-sensibel, depressiv, trübsinnig, vergesslich, ängstlich	Diabetes
reichlich, blass, aggressiv, rötliches-braunes Sediment	Übergrosse, wenig entwickelte Kinder, ausgezehrt (Marasmus), schlank, blond / brünett	leukophlegmatisch, kapriziös	schwarzer Karies

Arzneimittel 1	Zeitpunkt der Enuresis 2	Schlafmuster 3	Ursache 4
Mercurius	3 h morgens	schlaflos vor Angst, Unruhe, träumt von Wasser, Dieben und Tieren	Lähmung
Natrium muriaticum	Tag und Nacht im Wechsel, bei Vollmond	schlafwandlelt, schreckt im Schlaf auf und spricht, lebhafte, schreckliche Träume von Räubern, wälzt sich umher	Angst, Trauer
Phosphorus		schlafwandelt, träumt von Feuer, Job, lustvolle und lebhafte Träume	Zorn, Trauer, Diabetes, bei Typhus
Pulsatilla	im Herbst, bei kleinen Mädchen	liegt mit gekreuzten Händen über Kopf oder Bauch und angewinkelten Knien, redet und schreit im Schlaf, wälzt sich unruhig umher, verwirrte, ängstliche Träume	Zorn, Krämpfe, nach Masern
Rhus toxicodendrum	gegen Mitternacht, bei Knaben	träumt von Anstrengung, Feuer, Blut, wälzt sich unruhig umher	
Sepia	erste Schlafphase	spricht laut, wacht unruhig auf, träumt davon, aus Angst zu urinieren	Wut, Verletzung
Silicea	Mondphasen	schlafwandelt, spricht laut, lacht im Schlaf, lasziv-angenehme Träume, träumt von Morden, erwacht unruhig, mit Angst	Würmer, Schlag auf Kopf, Diabetes

Urineigenschaften 5	Konstitution 6	Temperament 7	Begleiterscheinungen 8
reichlich / spärlich, uriniert mehr als er trinkt, mit Blut gemischt, weisses, Sediment, stark riechend, hinterlässt Flecken in Windeln, heiss und sauer	tuberkulös, Neigung zu starkem Schwitzen, helles Haar mit blasser, rosiger Haut und Muskelschwäche, lebhaft, skrofulös	lymphatisch, cholerisch, melancholisch, sanguinisch nervös, Willensschwäche	Neigung zu eitriger Tonsillitis, starker Durst, starke Schweisse, Zahnabdrücke auf der Zunge, Mundschleimhautentzündung
klar, wässrig, milchig- dunkelrotes Sediment	tuberkulös, schlank, dünn, braunes Haar, blaue Augen, dunkle Haut	sanguinisch, linkisch, gereizt, geistig und körperlich zurückgeblieben, nervös	Hoffnungslosigkeit, Schulmädchenkopfschmerz, Sodbrennen, Diabetes
reichlich, blass, Blut im Urin (Hämaturie), Albumine (Albuminurie), wässrig, milchig, aggressives rötlich-trockenes Sediment	Neigung zu Gicht und TBC, schlank, dünn, gross, wunderschön, helle, dichte Wimpern und weiches Haar, Blutungsneigung (hämorrhagisch) zu schnelles Wachstum	sanguinisch, sensibel, nervös, schnelle, wache Aufnahmefähigkeit	Verlangen nach kalten Speisen, möchte mag-netisiert werden
schleimig, spärlich, rotbraun, reichlich	tuberkulös, helle Haut, sandfarbene Haare, blaue Augen, blasses Gesicht, robuster Körperbau, skrofulös	phlegmatisch, sanguinisch, hysterisch, sanft, schüchtern, weinerlich, unentschlossen, langsam	Durstlosigkeit
dunkel, milchig, spärlich, heiss	Knaben mit brauner Haut, rheumatisch, schlank, klein / gross, skrofulös	hypochondrisch, sanguinisch ängstlich, unruhig, verwirrt	
faulig, sauer, weiss, milchig, rot, spärlich, wolkig	plethorisch, leukophlegmatisch, tuberkulös, Knaben mit zartem Körperbau und rigider Struktur, heller Haut und dunklen Haaren die gerne mastubieren, skrofulös	sanguinisch, nervös, reizbar, reizbar, jovial	
reichlich, blutig, eitrig	tuberkulös, rachitisch, ausgezehrt, grosser Kopf, offene Fontanellen, skrofulös	lymphatisch, phlegmatisch, sanguinisch sensibel, mangelnder Biss, träge	Nachtschweisse, Verstopfung

Arzneimittel 1	Zeitpunkt der Enuresis 2	Schlafmuster 3	Ursache 4
Sulphur		Macht gern ein Nickerchen, zuckt und zappelt im Schlaf, erwacht singend, lebhafte Träume	
Thuja		träumt vom Tod und davon, aus einer Höhe zu fallen	
Tuberculinum bovinum		lebhafte, änstliche Träume, wälzt sich unruhig umher, schreit und erwacht mit Schrecken	
Zincum metallicum		schreit, zappelt und schreckt auf, schlafwandelt	

Urineigenschaften 5	Konstitution 6	Temperament 7	Begleiterscheinungen 8
Fettpartikel	tuberkulös, unsauber, skrofulös		
	hydrogenoid, lymphatisch	nervös, gehetzt, starrer Geist, reizbar	
Sedimente	helle Haut, enger Brustraum, ungepflegt	empfindlich	

Widmung

Dr. R.K. Anand, M.D., M.R.C.P. (Lon) gewidmet, einem Kinderarzt voll Weisheit.

Dr. Farokh J. Master

Lactose-Unverträglichkeit

Vorwort

Dieses Buch möchte eine knappe, einfache und hinreichend illustrierte Zusammenfassung des homöopathischen Ansatzes zum Problem der Laktose-Unverträglichkeit vermitteln.
Milch ist seit Urzeiten als vollwertige Säuglingsnahrung bekannt. In unserer homöopathischen Praxis hat es sich jedoch gezeigt, dass viele Kinder Probleme mit der Milchverdauung haben und ihnen die essentiellen Nahrungsstoffe in der Milch somit unnötigerweise verlorengehen.
Die Homöopathie bietet einfache Lösungen für diese Störung und jeder, der den Richtlinien dieses Buches folgt, wird seinem Patienten noch hilfreicher zur Seite stehen können.
Das Buch richtet sich vorrangig an praktizierende Homöopathen und Medizinstudenten, die täglich mit Kindern arbeiten.
Wir verbeugen uns vor vielen unserer ehemaligen und jetzigen Kollegen, Freunde und Wohlgesinnten und danken Ihnen für ihr Engagement, ihre Ideen und hilfreiche Unterstützung.

Laktose-Unverträglichkeit

Für einen gesunden wie für einen kranken Menschen, sind Kohlenhydrate der wichtigste Kalorienlieferant, vom Kleinkind- bis zum Erwachsenenalter. Säuglinge beginnen ihre Ernährung mit der Erstmilch zu Beginn der Stillzeit, einer Nahrung, die vorrangig Doppelzucker (Disaccharide) enthält. Mit der Zugabe von Getreideflockenbreis während der Entwöhnungszeit wird diese Nahrungsform dann allmählich von einer komplexeren abgelöst, die vorrangig Kohlenhydrate enthält.
Die Bedeutung von Milch als vollwertige Säuglingsnahrung ist uns schon seit Urzeiten bekannt. Wachstum und Überleben eines Säuglings hängen davon ab, in wieweit er fähig ist, Milch zu verstoffwechseln und die angebotene Energie zu verwerten. Die meisten Säuglinge werden mit den dafür notwendigen Stoffwechselvorgängen geboren.
Nachweislich gibt es aber auch Säuglinge, die Milch wegen ihres Laktosegehaltes nicht vertragen. Dieser Tatsache wird in letzter Zeit immer mehr Beachtung geschenkt. Physiologisch gesehen, ist zu bemerken, dass Milchzucker (Laktose) die einzige Zuckerform ist, die sowohl in Menschen- als auch Tiermilch zu finden ist. Sie liefert zwischen 40 - 50% der Kalorien, die ein Säugling benötigt. Laktose kann erst nach der Umwandlung in Einfachzucker (Monosaccharide), wie Glukose und Galaktose, verwendet werden. Dies geschieht mit Hilfe von Laktase, einem Enzym, das sich normalerweise im Bürstensaum der Darmschleimhaut befindet. Hier findet man zwei weitere Enzyme, Glukosidase und Maltase, die Saccharose und Maltose hydrolisieren, d.h. unter Aufnahme von Wasser spalten. Von diesen drei Enzymen liegt Laktase am nächsten an der Oberfläche, weist die niedrigste Konzentration auf und entwickelt sich als letztes Enzym vor der Geburt (siehe Tabelle I).

Tabelle 1 – Enzymaktivitäten in verschiedenen Altersstufen

Alter	**Laktase**	**Glukosidase**	**Maltase**
Kinder < 3 Jahre	54 Mic/g (1)	88 Mic/g (1,6)	249 Mic/g (4,6)
Kinder > 3 Jahre	15,5 Mic/g (1)	115 Mic/g (7,4)	325 Mic/g (21,6)
Erwachsene	7,8 Mic/g (1)	97 Mic/g (12,4)	323 Mic/g (41,4)

(Die Zahlen in Klammern geben die relativen Aktivitäten an)

Zahlreiche Faktoren können den Verdauungs- und Resorptionsvorgang von Laktose stören bzw. ihm schaden und bei Säuglingen eine Milchunverträglichkeit hervorrufen. Hauptsymptom für dieses Krankheitsbild sind Durchfälle (Diarrhoe), auf die 20 - 40 % unserer Krankenhauseinweisungen zurückzuführen sind und 40 % der Todesfälle im Alter zwischen 0 und 5 Jahren. Eine vorübergehende Störung der Zuckeraufnahme ist eine häufige Komplikation bei akuter Diarrhoe. Trotz des Laktosemangels wird Milch von einigen dieser Kinder gut vertragen und der Durchfall bleibt aus. Das klinische Bild der Milchunverträglichkeit definiert sich über folgende zwei Faktoren: der Gesamtmenge an verfügbarer Laktosee und der Laktosegehalt einer Milch, die zu einem bestimmten Zeitpunkt getrunken wird. Vielleicht genügt eine schwache Enzymaktivität für die Verdauung von Laktose, wenn diese in kleinen Mengen angeboten wird. Eine schnelle Magenentleerung und Darmperistaltik kann die symptomatische Reaktion auf Kohlenhydrate beeinflussen. Magenentleerung und Peristaltik ihrerseits, können von Eiweißen und anderen Bestandteilen der Milch modifiziert werden.
Daher besteht die Vermutung, dass eine Laktose-Unverträglichkeit nicht notwendigerweise auch eine Milchunverträglichkeit bedeutet.
Bei einer Studie an Kindern mit chronischen bzw. rezidivierenden Durchfällen zeigte sich eine Kohlenhydrat-Unverträglichkeit. Einmal in Gang gesetzt, führt dieser Teufelskreis zum Tod, wenn er nicht rechtzeitig angehalten wird.
Bei Schleimhautschädigungen scheint eine stärkere Aktivität von Glukoamylase aufrechterhalten zu werden als es bei den anderen Schleimhautenzymen der Fall ist. Das ist der Grund, warum die Nahrung für Kindern mit Disaccharidmangel – aufgrund von Schleimhautschädigungen oder einer reduzierten Schleimhautoberfläche - Mehrfachzucker (Glykogen) enthält.

Pathopsychologie

Schleimhautschädigungen sind oft Auswirkungen einer Durchfallerkrankung im Säuglingsalter. Diese Schäden scheinen das Schlusslicht einer biochemischen und funktionalen Störungskette darzustellen. Aufgrund dieser Pathogenese gibt es während des akuten Krankheitsstadiums eine Reihe von Mechanismen, die zu einer reduzierten Laktose-Aufnahme im Darm führen. Zum einen gelangt Laktose durch das Fehlen von bzw. dem Mangel an Laktosee in den Darm, ohne vorher in Glukose oder Galaktose hydrolisiert worden zu sein. Dort entzieht sie den Darmwänden Wasser und Natrium per Osmose. Die voluminösen Lumeninhalte setzen eine star-

ke Peristaltik in Gang, die zu Durchfällen führt.
Nicht resorbierter Zucker wird von Darmbakterien zersetzt; das führt zur Bildung von Wasserstoff- und Co2 Gasen und Milchsäure. Einige dieser Gase werden ins Blut ausgeleitet und ausgeatmet. Die Gase verursachen auch abdominale Blähungen und schaumige Stühle. Milchsäure verändert den pH Wert des Stuhls, führt zu sauren Stühlen und perianalen Hautabschürfungen (Exkoriationen). Meist erscheint auch ein Rest Laktose im Stuhl, der dem Zersetzungsprozess entgangen ist. Daher zeigt die Stuhlprobe beim Test auf Nahrungsmittelreste einen positiven Befund. Bei Frühgeborenen kann es zu einer stoffwechselbedingten Übersäuerung (metabolischer Azidose) ohne Durchfälle kommen.
In schweren Fällen zeigt sich durch die verringerte Resorptionsoberfläche und der dadurch verringerten Anzahl von Trägermolekülen eine begrenz-

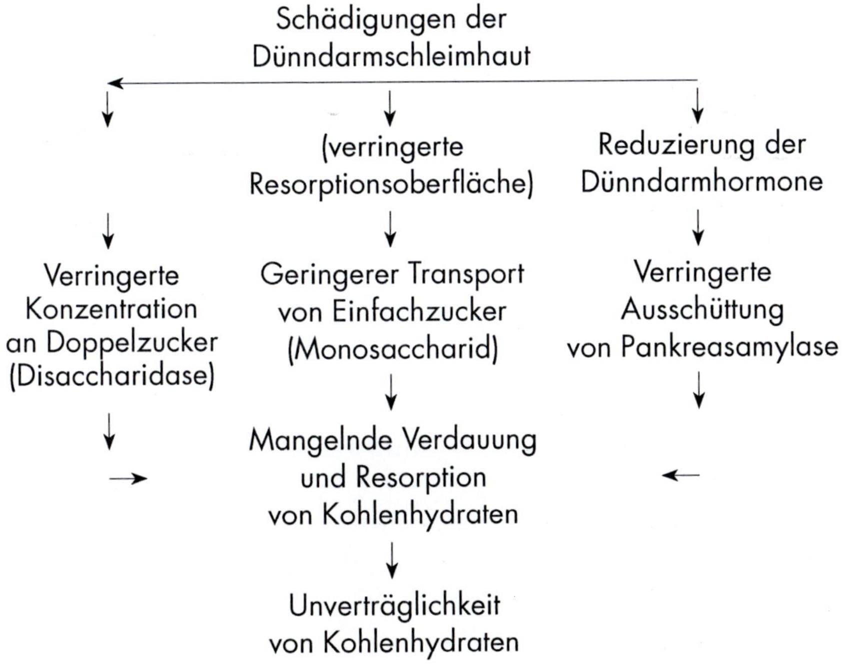

Fig. I – Mögliche Vorgänge bei Laktose-Unverträglichkeit

te Aufnahme von Einfachzucker wie Glukose und Galaktose (siehe Fig. I). Demzufolge wird Kohlenhydraten aus der Nahrung eine gesundheitsschädigende Wirkung zugeschrieben, weil sie Durchfallsymptome verstärken und Schleimhautschädigungen ausweiten. Dadurch entsteht ein Teufelskreis von Schleimhautläsionen und gestörter Laktose-Aufnahme (Fig. II).

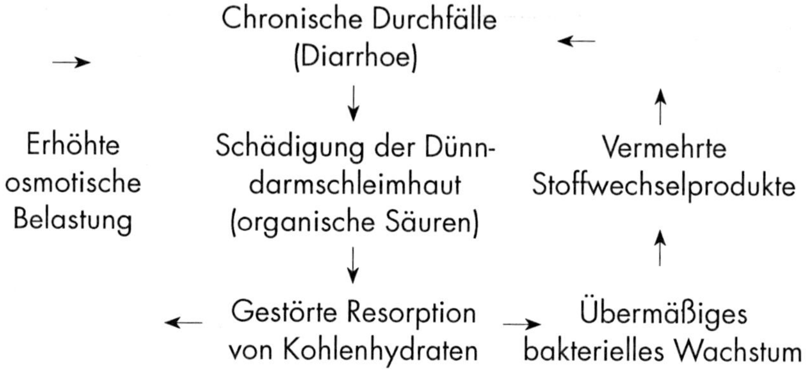

Fig. II Zusammenhänge zwischen Laktose-Unverträglichkeit, Resorptionsstörungen und chronischer Diarrhoe

Der Teufelskreis von Schleimhautläsionen und gestörter Kohlenhydrat- Aufnahme

Eine gestörte Aufnahme von Kohlenhydraten kann eine wichtige Rolle im Verlauf der primären Erkrankung spielen und für das weitere Schicksal des Säuglings entscheidend sein. Schleimhautläsionen können auch als Sekundärsymptom nach anhaltenden, schweren Durchfällen auftreten und verschiedene klinische Komplikationen nach sich ziehen.

Ursachen für Milchmangel (Hypolaktasie)

Die meisten Laktose-Resorptionsstörungen stehen in Zusammenhang mit funktionalen Veränderungen von Dünndarmschleimhaut und Epithelzellen. Weitere mögliche Ursachen sind:

1. Bei Frühgeborenen kann ein physiologischer Laktosemangel während der Ontogenese auftreten, da das Enzym sich hier erst noch entwickeln muss. Dieser Mangel kann sich auch bei älteren Kindern zeigen, die bereits die Mehrzahl ihrer Enzyme (Laktase) verloren haben. Hiervon ausgenommen sind kaukasische Rassen und einige afrikanische Stämme, bei denen dieses klinische Bild nur sehr selten auftritt. Sie zeigen eine gute Verträglichkeit von Flaschenmilch mit einem Laktosegehalt von 7,1%. Im Allgemeinen verhalten sich Auftreten und Schwere der Symptome proportional zu der Menge an vorhandenen Enzymen und aufgenommener Laktose.
2. Ein primär angeborener Laktosemangel kommt selten vor; in der westlichen Welt spricht man von einem Verhältnis von 1:1000. In Indien hat man noch von keinem Fall gehört.
   Hier handelt es sich um einen angeborenen Mangel oder einer angeborenen biologischen Inaktivität des Laktase Enzyms. Schon wenige Tage nach der Geburt leiden die Säuglinge unter Durchfällen, Bauchschmerzen und Enzyminaktivität. Mit der Zufuhr klarer Flüssigkeiten verliert sich die Symptomatik. Weitere anormale Darmfunktionen oder -strukturen finden sich hier jedoch nicht. Knaben zeigen eine höhere Risikobereitschaft als Mädchen.
3. Eine familiäre Laktose-Unverträglichkeit ist eine schwere, aber seltene Störung, die sich mit Erbrechen kurz nach den ersten Milchfütterungen zeigt. Wie diese Veranlagung vererbt wird, ist unbekannt. Bei diesen Kindern ist die Laktase-Aktivität normal. Hier kann Laktose-Unverträglichkeit aufgrund biologischer Inaktivität von Enzymmolekülen bestehen.
4. Milchunverträglichkeit bei älteren Kindern und Erwachsenen führt manchmal zu einem verspäteten Auftreten von Laktose-Unverträglichkeit. Meist reicht es, wenn sie nur ihre Ernährungsweise umstellen, bei Manchen aber ist ein teilweiser Laktosemangelangel die Ursache für ihre chronischen Durchfälle.

5. Sekundärer Laktosemangel ist die Hauptursache für eine gestörte Laktose Aufnahme und Unverträglichkeit – so wie sie uns in der klinischen Praxis begegnet – und Folge einer Magen-Darm Entzündung (Gastroenteritis). Siehe hierzu Tab. II.

Tabelle II – Ursachen für sekundäre Laktose-Unverträglichkeit

1. Virale Infekte, z.B. Rotavirus
2. Bakterielle Infekte - E. coli, Staphylococcus, Salmonellen, Shigellen
3. Protozoeninfekte - Giardia, Amöben
4. Wurmerkrankungen - Strongyloiden Infektion, Hakenwurmbefall
5. Pilzerkrankungen - Candida albicans
6. Resorptionsstörungen, z.B. tropische Darminfekte (Enteropathien)
7. Unverträglichkeit von Eiweißen aus Kuhmilch
8. Hunger
9. Sauerstoffmangel (Hypoxie)
10. Medikamente
11. Schwerer operativer Eingriff

a) Rotavirus Infekt

Dieser Virus dringt in das Schleimhautepithel des Dünndarms und verursacht die Ausscheidung reifer Zellen mit hohem Laktasegehalt. Sie bewirken morphologische und funktionale Veränderungen im Dünndarm, so z.B. eine Störung der Disaccharid Hydrolyse, von Darmtransportvorgängen und Membrandurchlässigkeit. Die Unverträglichkeit mag auch daran liegen, dass sich die Laktase im Darm als Rezeptor für den Magen-Darm Virus bei Säuglingen zur Verfügung stellt. Bei Masern und Virus-Hepatitis wurden auch starke Veränderungen der Leerdarmschleimhaut (Jejunum) beobachtet.

b) Bakterielle Infekte

Eine Vielzahl pathogener Darmbakterien wie E.coli, Staphylococcus, Salmonellen, Shigellen und Clostridium perfringens (Welch-Bazillus) können den Bürstensaum verletzen und eine sekundäre Laktose-Unverträglichkeit hervorrufen, die sich in eine gestörten Laktose-Aufnahme ausweitet. Im Allgemeinen ist Unterernährung die Ursache für eine solche Infektanfälligkeit bei Säuglingen. Bei Kindern mit schweren Durchfällen aufgrund von Unterernährung ist die Zahl der Fälle mit Laktose-

Unverträglichkeit höher als bei gutgenährten Diarrhoe Patienten. So entwickelt sich der Teufelskreis Durchfälle – Laktose – Unverträglichkeit – Durchfälle – Untererernährung – Laktose – Unverträglichkeit. Diese Organismen erzeugen Substrate wie dekonjugierte Gallesalze, Milchsäuren, wasserhaltige Fettsäuren, und Alkohole, die dazu neigen, die Schleimhäute zu verletzen und demzufolge den Laktosemangel zu verstärken. (Fig. III).

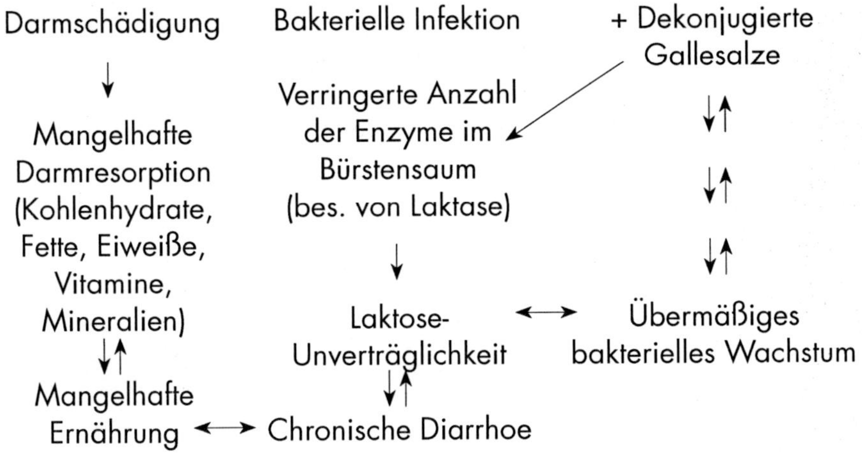

Fig. III – Klinischer Verlauf bei Laktose-Unverträglichkeit

c) Protozoeninfekte

Giardiasis und Amöbiasis u.ä. verursachen sekundäre Laktose-Unverträglichkeit durch parasitäre Schleimhautschädigungen. Sie bilden ein mechanisches Resorptionshindernis und fördern ein übermäßiges bakterielles Wachstum mit nachfolgender Dekonjugierung von Gallesalzen. Eine Dünndarmbiopsie zeigte stumpfe und abgeflachte Zotten mit einer Infiltration von Rundzellen in der Lamina propria und einer gesteigerten Mitose von Saumzellen. Oft kommt es auch zu Superinfekten wie akut-entzündlichen Läsionen auf chronisch-diffusen, exudativen Schleimhautschädigungen.

d) Wurmerkrankungen

Hier kann eine Laktose-Unverträglichkeit bis zu drei Wochen nach Entwurmung andauern.

e) Pilzerkrankungen – Candida albicans

Es besteht nachweislich ein Zusammenhang zwischen Candida albicans, chronischen Durchfällen und dem Auftreten einer sekundären Laktase-Unverträglichkeit.

f) Unverträglichkeit von Eiweißen aus Kuhmilch

Dies ist vermutlich eine weitere Ursache für Laktose-Unverträglichkeit. Man nimmt an, dass eine allergische Darmreaktion zu Schleimhautläsionen führt, diese wiederum zu einem Laktosemangel und damit zu einer sekundären Laktose-Unverträglichkeit. Bei Säuglingen und Kinder wurde diese Form der Unverträglichkeit in O,1 bis 8% der Fälle beobachtet.

g) Hungern

Unzureichende Ernährung kann zu Laktosemangel und später zu Laktose-Unverträglichkeit führen.

h) Hypoxie

Sauerstoffmangel und Atemnot bei Neugeborenen führen nachweislich zu sekundärer Laktose-Unverträglichkeit. Sauerstoffmangel bei Frühgeborenen kann auch zu einer ischämischen Dünn- und Dickdarmentzündung (Enterokolitis) führen.

i) Medikamente

Die Wirkung von Medikamenten wie Neomycin u.ä. kann eine direkte sekundäre Laktose-Unverträglichkeit hervorrufen oder eine sogenannte antibiotisch-induzierte Enteropathie durch Schädigung der Darmschleimhaut.

j) Resorptionsstörungen

(Malabsorptionssyndrom) gelten als eine weitere Ursache für sekundäre Laktose-Unverträglichkeit. In den Tropen führen rezidivierende Infekte begleitet von geringer Nahrungsaufnahme und einer vorherrschenden Eiweißmangelernährung zu einer teilweisen Zotttenatrophie, die wiederum eine Resorptionsstörung aller Nahrungsmittel, inklusive Laktose, hervorruft. Wegen eines verminderten Proteingehaltes im Blut (Hypoproteinämie) und eines sekundären Laktase-Mangels ist die Laktose-Aufnahme erheblich gestört.

k) Schwerer operativer Eingriff in den Dünndarm

Durch die verringerte Darmoberfläche verringert sich auch die Anzahl der Laktase Enzyme. Dies führt wiederum zu sekundärer Laktose-Unverträglichkeit.

Klinische Merkmale

Eine vorübergehende Zucker Unverträglichkeit findet sich bekannterweise in 20 bis 30 % der Kinder mit hartnäckiger (refraktorischer) Diarrhoe. Die meisten Vorfälle sind hier in der Altersgruppe zwischen vier bis neun Monaten zu verzeichnen. Der Säugling leidet sieben bis zehn Tage unter Durchfällen, dem wiederholten Auftreten von Durchfällen bei erneuter Milchaufnahme oder unter schweren Durchfällen mit Symptomen wie Blähbauch, perianalen Hautabschürfungen, schaumig-wässrigen, herausspritzenden Stühlen und Zeichen von Austrocknung (Dehydratation) und Ernährungsmangel (siehe Tab. III)
Auf diese Art werden dem Säugling 40 bis 50% seiner benötigten Kalorien aus der Laktose entzogen. Zudem fördert das Vorhandensein von nicht resorbierten Kohlenhydraten im Darmlumen auch einen Eiweiß- und Stickstoffmangel. Es kommt zu einer Verdünnung der Gallesalze in den Darmsäften, gefolgt von einer Resorptionsstörung bei Fetten. Diese Störung verstärkt sich, falls sich der Ernährungswechsel um zwei bis drei Wochen verzögert. Jugendliche und Erwachsene mit einem solchen Mangel können sogar eine Abneigung gegen Nahrungsmittel entwickeln, die diese Symptome verstärken.

Tabelle III – Klinische Merkmale von Laktose-Unverträglichkeit

Saure, schaumige Stühle	Bauchkrämpfe
Erbrechen	Mangelndes Gedeihen
Abdominale Blähungen	Zeichen von Dehydratation
Perianale Hautabschürfungen	Zeichen von Unterernährung

Die meisten Kinder zeigen unterschiedliche Formen von Mangelernährung bevor sie eine Zuckerunverträglichkeit entwickeln. Andererseits entwickeln auch 35% der gutgenährten Kinder eine solche Unverträglichkeit und leiden später an Mangelernährung.
An dieser Stelle möchte ich auf den Unterschied zwischen einer Laktose-Unverträglichkeit und einer Milcheiweissempfindlichkeit hinweisen. Eine Laktose-Aufnahmestörung sollte nicht mit Symptomen außerhalb des Magen-Darmtraktes in Verbindung gebracht werden. Eine Milcheiweissempfindlichkeit hingegen, ist mit einer Hautsymptomatik oder einer Störung im Respirationstrakt verbunden. Eine Disaccharid-Unverträglichkeit hängt mit der Dosierung zusammen, d.h. die Symptome sind proportional zu der Menge an Laktose in der Säulingsnahrung. Daher ist es nur selten notwendig, diesen Zucker vollkommen aus der Nahrung zu entfernen. Hingegen zeigen schon kleinste Spuren von schädlichen Eiweissen in der Nahrung eine negative Wirkung.
Es gilt zu beachten, dass sich Laktose-Unverträglichkeit und Milcheiweissempfindlichkeit nicht immer gegenseitig ausschließen. Viele Kinder mit einer solchen Empfindlichkeit leiden auch unter Laktose-Unverträglichkeit. Andersherum kann eine Eiweissempfindlichkeit eine Laktose-Unverträglichkeit durch makromolekulare Resorption nach sich ziehen.

Klinische Komplikationen

1) Rezidivierende Diarrhoe
Bei erneuter Milchzufuhr ist es ein häufig gesehenes klinisches Bild. Bei akutem Durchfall verändern nicht resorbierte Kohlenhydrate Peristaltik und pH Wert des Lumens. Dies wiederum fördert ein übermäßiges Wachstum der Stuhlflora in den oberen Dünndarmabschnitten und führt schließlich zu chronischer Diarrhoe.

2) Anhaltende (verschleppte) Diarrhoe
Manche Säuglinge kommen mit Durchfällen zu uns in die Klinik, die bereits zwei Wochen andauern und auf keine herkömmliche Therapieform angesprochen haben. Tatsächlich, sind es 60 bis 70% unserer Fälle mit sekundärer Laktose-Unverträglichkeit und 10% unserer Fälle mit Diarrhoe.

a) Rezidivierende Diarrhoe
b) Anhaltende Diarrhoe
c) Dehydratation und Elektrolytverlust

d) Metabolische Azidose
e) Mangelernährung
f) Übermäßiges bakterielles Wachstum und vermehrte Stoffwechselprodukte
g) Infekte
h) Nahrungsmittelallergien
i) Lungenerkrankung aufgrund von Darmproblemen (intestinale Pneumatose)

3) Dehydratation und Elektrolytverlust

Ungenügend aufgenommene Kohlenhydrate wirken als osmotische Abführmittel. Bei diesen Patienten kann die ausgeschiedene Wassermenge das Dreifache des isotonischen Lösungsvolumens an vorhandenem Zucker erreichen. Weitere kleine Moleküle mit hohen osmotischen Potential wie organische Säuren, die durch die Kohlenhydratvergärung entstanden sind, wirken ebenfalls abführend und erhöhen den Flüssigkeitsverlust.

4) Stoffwechselbedingte Übersäuerung (Metabolische Azidose)

Eine Resorptionsstörung bei Kohlenhydraten kann auch zu einer stoffwechselbedingten Übersäuerung führen, einem weiteren Leitsymptom schwerer Durchfälle. Organische Säuren im Darmlumen sind die Ursache für den Verlust großer Mengen an Bikarbonat im Serum, weil dieses zur Neutralisierung der Säure in das Darmlumen geleitet wird. Einige dieser organischen Säuren gelangen über den Dünndarm in den Blutkreislauf. Zudem erhöht sich die Wasserstoffkonzentration in den Körperflüssigkeiten aufgrund der bakteriellen Kohlenhydratvergärung im Dickdarm. Diese beiden Prozesse verstärken die stoffwechselbedingte Übersäuerung.

5) Mangelernährung

Ein Kohlenhydratverlust bedeutet einen erheblichen Kalorienverlust. Nicht aufgenommene Kohlenhydrate im Lumen fördern weitere Eiweiß- und Stickstoffverluste. Die Verdünnung von Gallesalzen erhöht die Fettausscheidung von 6% auf 14% und verursacht schon bei Kinder mit nur leichtem Durchfall einen erheblichen Gewichtsverlust. Dies ist deutlich von einer physiologisch bedingten Diarrhoe bei Kindern, die ausschließlich gestillt wurden, zu unterscheiden. Ein solches Kind hat vielleicht sogar mehr als zehn Durchfälle täglich, nimmt aber dabei stetig an Gewicht zu.

6) Übermäßiges bakterielles Wachstum und vermehrte Stoffwechselprodukte
Freie Kohlenhydrate und Gärungsprodukte fördern bakterielle Ansiedelung und Wachstum positiver Darmkulturen in den oberen Dünndarmabschnitten. Diese Bakterien wiederum bewirken eine Dekonju-

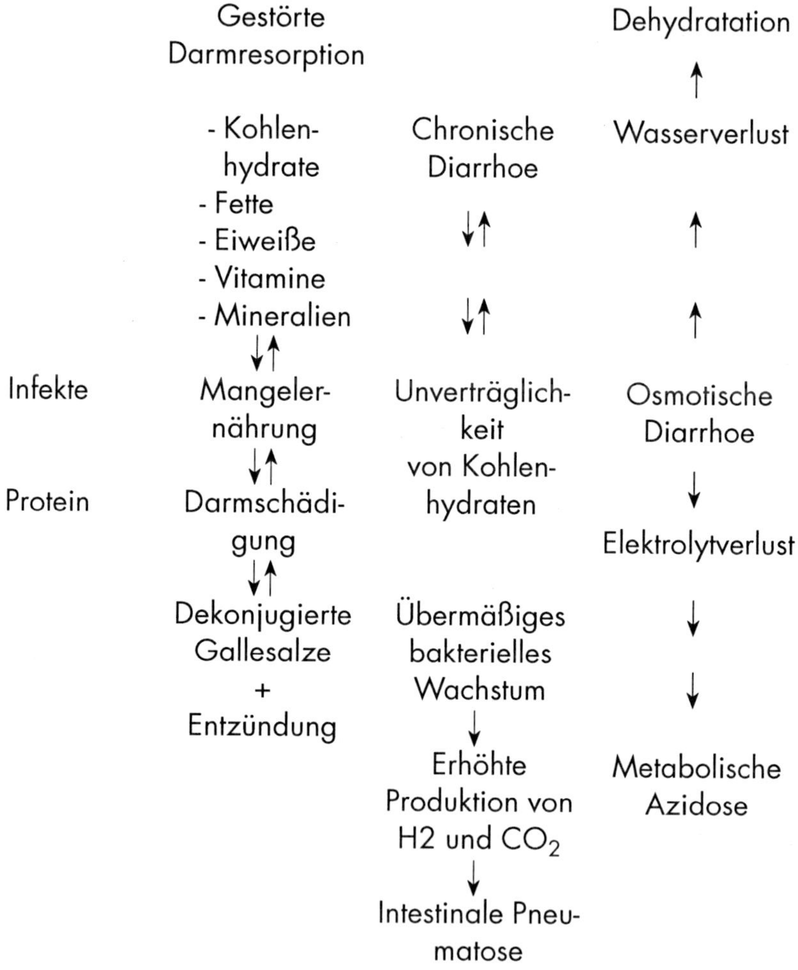

Fig. IV – Klinischer Verlauf und Komplikationen von Laktose-Unverträglichkeit

gierung der Gallesalze und bilden wasserstoffhaltige Fettsäuren und Alkohole, die die zur Körpermitte hin liegenden Dünndarmabschnitte schädigen. Die Darmstörung nimmt zu, Durchfälle und Unverträglichkeit verschlimmern sich, es entwickelt sich eine Störung in der Mono- und Disaccharid-Aufnahme.

7) Infekte

Kontinuierlicher Energieverlust hindert den Säugling daran, sich von der Darmerkrankung zu erholen und erhöht seine Infektanfälligkeit.

8) Nahrungsmittelallergien

Bei Kindern mit Magen-Darmerkrankungen (Gastroenteritis) besteht häufig ein Zusammenhang zwischen Laktose-Unverträglichkeit und einer Darmerkrankung (Enteropathie) aufgrund von Eiweissempfindlichkeit. Unter derartigen Stressbedingungen verändern sich Funktion und Struktur der Transportmechanismen für Makromoleküle durch den Darm. Intaktes Eiweiss kann sich über das Darmepithel vermehrt ausbreiten. Dies führt zu einem Teufelskreis und dem klinischen Bild einer chronischen Diarrhoe.

9) Lungenerkrankung aufgrund von Darmstörungen (intestinale Pneumatose)

Dieses Bild ist sehr selten. Große Gasmengen verursachen eine Drucknekrose der Darmschleimhäute mit nachfolgendem Austreten von Darmgasen ins Gewebe.

Diagnose

Die Diagnose ist klinisch. Verdacht auf Laktose-Unverträglichkeit besteht bei jeder Diarrhoe, die nicht mit herkömmlichen Mitteln geheilt werden kann oder nach erneuter Milchzufuhr wieder auftritt. Laktose-Unverträglichkeit sollte bei akutem Durchfall frühzeitig erkannt werden, bevor sie verschleppt wird und in die hartnäckige, beständige Form übergeht.
Im Allgemeinen klagt ein Kind zwischen 1 und 18 Monaten über Bauchschmerzen, schaumige, heftige Stühle (mehr als 7-10 täglich) und nimmt nicht an Gewicht zu.
Zur Bestätigung der Diagnose sollte ein solches Kind in eine Kinderklinik überwiesen werden. Für die Diagnosesicherung gibt es einfache und besondere Untersuchungs-methoden (Tabelle IV)

Tabelle IV – Diagnose von Laktose-Unverträglichkeit

Einfache Untersuchungen	Besondere Untersuchungen
1. Klinisches Bild und Versagen herkömmlicher Therapieformen	1. Laktose Verträglichkeitstest
2. Stuhl auf pH Wert	2. Bestimmung des Wasserstoffgehaltes im Atem
3. Stuhl auf Nahrungsmittelreste	3. Duodenale Intubation. Untersuchung der Flüssigkeit auf: a) Disaccharase b) Kryptosporidien. c) Giardia. d) Pankreasamylase.
4. Chromatographie des Stuhles	4. Jejunum Biopsie wegen a) Hypoallergie auf Nahrung b) Morphologie d.Schleimhaut
5. Stuhl auf Zysten, Eier und Parasiten	
6. Stuhl auf (Pilz)kulturen	

Einfache Untersuchungen

1. pH Wert des Stuhls

Der Säuregehalt des Stuhles wird über einen pH Streifentest ermittelt. Dieser Wert hängt von der bakteriellen Kohlehydratvergärung ab. Jeder Faktor, der diese Beziehung modifiziert, verändert den pH Wert des Stuhls, ohne dabei die Verträglichkeit von Kohlenhydraten zu beeinflussen. Der Test sollte direkt nach der Stuhlentleerung erfolgen, da sich die pH Konzentration von Kohlenhydraten, Milchsäuren und Kot aufgrund exogener bakterieller Gärungsprozesse sehr schnell verändert. Wenn der pH Wert des Stuhls unter 5.5 liegt, besteht eine Kohlehydrat-Unverträglichkeit. Eine starke Unverträglichkeit liegt vor, wenn die meisten Stühle nach Milchaufnahme einen sauren pH Wert sowie Kohlenhydrate aufweisen.

Zeigen weniger als 30% der Stühle einen positiven Befund dieser Parameter, spricht man von einer milden Unverträglichkeit.

2. Untersuchung des Stuhls auf Nahrungsmittelreste

Eine Kohlenhydrat Unverträglichkeit kann mit Hilfe der Benedict-Zuckerreagenz diagnostiziert werden, wenn die Konzentration von Reduktionsmittel im Stuhl, wie Laktose und Glukose, mehr als 0,25% beträgt. Die Diagnose erfolgt aufgrund von Farbveränderungen, die sich bei einer verdünnten, frischen Stuhlprobe nach Zugabe der Indikatortablette Clinitest zeigen. Beschmutzte Kleidungsstücke sollten nicht verwendet werden, da Baumwollgewebe den Zucker im Stuhl absorbieren.

3. **Chromatographie des Stuhls**
   Diese Methode ist nur angezeigt, wenn die Benedict-Zuckerreagenz zur Untersuchung des Zuckers positiv reagiert hat. Zur Zuckerbestimmung eignet sich die Papierchromatographie ebenso gut wie die Dünnschichtchromatographie (DC). Trennung und Identifizierung der unterschiedlichen Zuckersorten zeigen sich deutlicher bei der DC.
4. Um eine parasitäre Infektion auszuschließen, sollte der **Stuhl** routinemäßig **auf Zysten, Eier und Parasiten** untersucht werden.
5. Das Anlegen einer **Stuhlkultur** für pathogene Bakterien ist empfehlenswert.

Besondere Untersuchungen

Wenn möglich, sollten folgende besondere Untersuchungen durchgeführt werden:

1. **Laktose Verträglichkeitstest**
   Zur Untersuchung der Laktose Verdauung und Resorption werden Verträglichkeitstests ausgeführt, um den Blutzuckeranstieg nach Aufnahme von Laktose zu messen. Die Initialdosis von Laktose (2g Kohlenhydrate/kg Körpergewicht bis zu max. 50 g) wird als 20% Lösung gegeben. Der Blutzucker wird nüchtern und in 30 minütigen Abständen während einer Zeit von zwei Stunden gemessen. Bei Gesunden erhöht sich der Blutzuckerwert nach Nahrungsaufnahme um mehr als 20 mg/dl. Bei Säuglingen, die sich gerade von einer Durchfallerkrankung erholt haben, variiert der Blutzuckerspiegel nach oraler Kohlehydratbelastung und zeigt keine Übereinstimmung mit der Stuhlprobe. Daher sollte man die Diagnose „Kohlenhydrat-Unverträglichkeit" eher aufgrund von Durchfällen, sauren Stühlen und der Ausscheidung von Kohlenhydraten nach Aufnahme des schädigenden Zuckers erstellen.
2. **Bestimmung des Wasserstoffgehaltes im Atem**
   Nicht resorbierte Laktose wird von Darmbakterien in Wasserstoff, Kohlendioxid und Milchsäure aufgespalten. Die Verträglichkeit von oral aufgenommenen spezifischen Kohlenhydraten kann durch das Messen an Wasserstoff im Atem genauer diagnostiziert werden. Die-

ser Atemtest hat sich als sensibel, spezifisch und einfach erwiesen. Ein Wasserstoffspiegel , der innerhalb von 60 bis 90 Minuten 20:1 Mio. über die Grundlinie ansteigt, zeigt eine Störung der Kohlenhydrat-Aufnahme an. Ein max. Anstieg innerhalb von 30 bis 60 Minuten nach Aufnahme von Kohlenhydraten bestätigt ein übermäßiges Wachstum von Dünndarmbakterien. Ein erneuter max. Anstieg innerhalb 90 bis 120 Minuten nach Aufnahme von Kohlenhydraten lässt eine Resorptionsstörung vermuten.

Inkorrekte negative Befunde können durch Gegentests mit nicht resorbierbarem Zucker ausgeschlossen werden.

Bei der Bewertung dieses Atemtests sind folgende Faktoren zu beachten. Während der ersten 96 Stunden einer akuten Durchfallerkrankung kann der Wasserstoffspiegel sehr hoch sein, auch wenn die aufgenommene Laktosemenge niedrig ist. Andererseits kann die Wasserstoffproduktion bei Kindern mit starkem Durchfall und einer gestörten Kohlehydrat Resorption aufgrund starker Darmbewegungen, die die Darmbakterien aus dem Körper spülen, sehr niedrig sein. Der Einsatz von Antibiotika kann die Darmflora verändern oder verringern, und somit eine messbare Wasserstoffproduktion verhindern. Oder die Darmpassage ist zu schnell, um eine ausreichende bakterielle Zersetzung der Stoffe zu erlauben.

Labortests zur Analyse einer gestörten Kohlenhydrat Aufnahme bei Frühgeborenen - wie der eben erwähnte Test zur Bestimmung des Wasserstoffgehaltes im Atem – zeigen häufig normabweichende Werte und erweisen sich daher nur als begrenzt brauchbar für eine Therapie dieser Säuglinge. Die Einführung der 13 Co2 Atemtests mit 13 C-Laktose-radiomarkierten Kohlenstoff und die 13 C Stuhlausscheidung hilft uns die Komplexität der Laktose Aufnahme bei Frühgeborenen zu verstehen. Zuverlässige und vollständige Daten von beiden Tests sind noch nicht vorhanden.

3. Duodenale Intubation

Diese Methode sollte nur in ausgewählten Fällen benutzt werden. Dann, wenn die Symptome andauern, obgleich die schädigenden Zucker entfernt wurden oder wenn bei Verdacht auf eine angeborene Verdauungs- oder Aufnahmestörung oder eine andere Darmerkrankung. Die abgesaugte Flüssigkeit sollte auf ihren pH Wert, Bikarbonat und Pankreasenzyme untersucht werden, und mittels Färbeverfahren auf Giardia und Kryptosporidiose untersucht werden.

4. Jejunum Biopsie
Dieser Befund ist für eine histologische Untersuchung und für den Nachweis von Dissacchariden wichtig. Sie ist wesentlich, um einige der oben aufgeführten sekundären Gründe für Laktose-Unverträglichkeit auszuschließen.

Therapie

Ziel ist die Absetzung des schädigenden Substanz, z.B. Milch; eine Ernährungskontrolle und der Ausschluss von Komplikationen (Tabelle V). Wenn Eltern ihr Kind zu einem Arzt oder in eine Klinik bringen, ist meist nur noch eine stationäre Behandlung möglich. Die Zufuhr von Milch mit schädigendem Zuckergehalt und Laktose muss eingestellt werden. Zur Unterstützung sollte eine intravenöse oder orale Zufuhr von Elektrolytflüssigkeiten mit Glukose erfolgen, um Dehydratation und Elektrolytverlust zu regulieren. Während der ersten 24 Stunden kann auch Plasma oder Blut zur Verbesserung des allgemeinen Befindens zugeführt werden. Besondere zugrunde liegende Ursachen wie Infektionen oder Parasitenbefall können mit einem konstitutionellen Mittel behandelt werden. Da es sich bei den meisten Kinden um sekundäre Laktose-Unverträglichkeit handelt, sollte bei Besserung eine 1/4 starke Milchlösung gegeben werden, deren Konzentration allmählich erhöht werden kann.

Tabelle V – Therapie bei Laktose-Unverträglichkeit

1. Schädliche Kohlenhydrate (Laktose), z.B. Milch, meiden
2. Nahrungszufuhr aufrechterhalten – orale Gabe von Glukose und Elektrolytflüssigkeiten
3. Ernährung unter Umgehung des Magen-Darm Kanals, falls erwünscht
4. Bekämpfung von Komplikationen
5. Konstitutionelle homöopathische Behandlung
6. Hypoallergene Diät (Soja, Huhn), in besonderen Fällen

Falls keine Besserung eintritt, sollte eine Laktose-freie hypoallergene Nahrung wie sojahaltige Speisen oder Speisen auf Hühnerbasis gegeben werden. Wenn sich der Zustand des Kindes verschlechtert und die Durchfälle andauern, sollte zu einer Ernährung unter Umgehung des Magen-Darmkanals (parenterale Ernährung) übergegangen werden mit anschließender hypoallergener Kost. Im Allgemeinen wird eine solche

Diät über einige Wochen bis einige Monate beibehalten, bevor wieder Milchnahrung(Laktose) versucht werden kann – in allmächlich steigenden, aber kleinen Dosierungen.
Säuglinge, die älter als vier Monate sind, werden auf Entwöhnungskost gesetzt (Kartoffelpüree, Getreidebreis etc.) zuzüglich kleiner Mengen an Sojaspeisen, damit eine Aufnahmestörung aufgrund von Milchunverträglichkeit verhindert wird. Dies bedeutet wahrscheinlich, dass die Spaltung von Stärke in Maltose und Isomaltose durch Pankreasamylase davon unberührt bleibt und eine Maltose-Unverträglichkeit ausgeschlossen wird. Mit dieser Behandlung geht es dem Kind recht gut, mit Ausnahme einiger Fälle von Xerophtalmie (Augenerkrankung aufgrund von Vitamin-A-Mangel) bei Säuglingen. Diesen Säuglingen sollten prophylaktisch Vitamin-A-Präparate gegeben werden.
Säuglinge mit primärem Laktose-Mangel sollten für eine längere Zeit Laktose-freie Kost erhalten. Möglicherweise können sie dann irgendwann wieder zu einer normalen Ernährung übergehen.
Ältere Kinder halten sich nur ungern an eine einschränkende Diät. Hier hat sich eine Enzymersatztherapie in Form von Tropfen/Tabletten mit Pilzlaktase als hilfreich erwiesen.

Weiterführende Behandlung und Prognose

In den meisten Fällen ist nach zwei Monaten eine Wiederaufnahme von Milch bzw. der schädigenden Substanz möglich. Dehydratation, Elektrolytstörungen (Hyponatriämie), Übersäuerung (Azidose), Unterernährung und Blutvergiftung (Sepsis) können zum Tod führen.
Einige Studien zeigen ein erhöhtes Auftreten von Laktose-Unverträglichkeit bei Kindern mit Mangelernährung. Die Ernährung mit abgeschöpfter Milch bewirkte einen Rückgang der Durchfälle und brachte hervorragende klinische und biochemische Reaktionen. Trotz des niedrigen Laktase-Spiegels wurde die aufgenommene Milch resorbiert und verdaut. Für die Erhärtung des Verdachtes auf Milchunverträglichkeit sind Laktose-Unverträglichkeit und niedriger Laktasespiegel nicht zuverlässig.
Laktose-Unverträglichkeit bei älteren Kindern und Erwachsenen zeigt sich häufig zusammen mit anderen Störungen wie ungewöhnlicher Darmperistaltik. Diese sollten unabhängig von einer Diät mit niedrigem Laktosegehalt behandelt werden, da Laktase nicht zu den anpassungsfähigen Enzymen gehört.
Eine mangelhafte Glukose- und Galaktose-Aufnahme wurde bereits so-

wohl als primäre als auch vorübergehende Störung als Folge von Schleimhautschädigungen erwähnt. Ursache dieser Störung ist vermutlich eine verringerte Anzahl von Membraneiweißen. Sie zeigt sich fast ausnahmslos bei unterernährten Säuglingen mit hartnäckigen Durchfällen in den ersten drei Lebensmonaten. Die Durchfälle treten auf, nachdem Kohlenhydrate gefüttert wurden, die in Glukose und Galaktose gespalten werden. Diesen Kindern bekommt eine Kohlehydrat-freie Kost mit Zusatz von Fructose sehr gut. Im Allgemeinen bessern sich die Symptome mit dem Alter, wahrscheinlich eher wegen der verstärkten Darmaufnahme unvollständig resorbierter Kohlenhydrate als wegen der Einleitung anderer Transportwege oder -mechanismen.

Zusammenfassung

Laktose-Unverträglichkeit ist das klinische Bild eines Säuglings mit schaumigen, heftigen Stühlen, die länger als sieben bis zehn Tage anhalten, oder mit wiederkehrenden Durchfällen begleitet von Bauchschmerzen und perianalen Hautabschürfungen bei erneuter Milchzufuhr. Je nach Schwere und Dauer der Durchfälle treten dabei auch Zeichen von Dehydratation und Unterernährung auf. Ein primärer Laktose-Mangel als Auslöser für eine Laktose-Unverträglichkeit oder -Aufnahmestörung ist eher selten. Am häufigsten zeigt sich das klinische Bild einer sekundären Laktose-Unverträglichkeit als Folge einer Magen-Darm Erkrankung (virale, bakterielle, durch Protozoen ausgelöst oder andere Gastroenteritis). Das Krankheitsbild der Milchunverträglichkeit hängt davon ab, wieviel Laktase insgesamt vorhanden ist, wieviel Laktose in der Milchmenge ist, die zu einem bestimmten Zeitpunkt gegeben wurde, wie schnell der Magen entleert wird, der Peristaltik, dem Eiweißgehalt und anderen Substanzen in der Milch. Dies lässt vermuten, dass eine Laktose-Unverträglichkeit nicht unbedingt auch eine Milchunverträglichkeit bedeutet.
Die Diagnose ist klinisch. Einfache Untersuchungen wie Stuhlproben, die auf reduzierende Substanzen, pH Wert, Zysten, Eier und Parasiten überprüft werden, sowie Stuhlkulturen für bakterielle und virale Krankheitserreger. Eine sicherere Diagnosestellung ist die Bestimmung des Wasserstoffgehaltes im Atem. Diese Methode hat sich als sehr einfach und genau erwiesen. In seltenen Fällen ist auch eine duodenale Intubation und eine jejunale Biopsie zur Bewertung von Laktase und Pankreasamylase empfehlenswert. Diese beiden Methoden werden auch angewandt, um se-

kundäre Ursachen wie Giardia und tropische Magen-Darm Erkrankungen auszuschließen.
Die Therapie besteht darin, die schädigenden Zucker zu meiden und mit Elektrolyten und Glukose Flüssigkeit zuzuführen, um die entsprechenden Verluste aufzufangen. Bei Verschlechterung des Zustandes sollten die Kinder einige Tage vor der oralen Aufnahme von Flüssigkeiten oder Milchpräparaten mit Laktose Infusionen erhalten (parenterale künstliche Ernährung). Kleinkindern über vier Monate kann auch Getreidebrei gegeben werden. Bei den selten auftretenden Rückfällen nach erneuter Milchnahrung, kann eine hypoallergene Kost mit Huhn und Sojaprodukten unter Zusatz von pflanzlicher Amylase verschrieben werden.

Homöopathischer Ansatz bei Laktose-Unverträglichkeit

Schritt 1 Eine ausführliche Kinderanamnese ist wesentlich.
Schritt 2 Diagnosestellung wie in den vorhergehenden Kapiteln beschrieben.
Schritt 3 Primäre Laktose-Unverträglichkeit so wie die meisten Symptome der sekundären Form können dem tuberkulinen Miasma zugeschrieben werden.
Eine genetisch bedingte Form der Laktose-Unverträglichkeit tritt selten auf.
Eine angeborene Störung der Laktose-Verdauung ist als syphilitisches Miasma zu betrachten.
Schritt 4 Anamnese der Mutter und des Vaters (körperliche und geistige Gesundheit), Untersuchung der familären Situation vom Zeitpunkt der Zeugung bis zum Tag der Geburt.

Achten Sie dabei auf:

a) Angstzustände
b) Zustände von Trauer und Groll
c) Schocksituationen und Demütigungen
d) Nicht wahrgenommene Chancen, Zorn und Tadel

Der körperliche Zustand der Mutter während der Schwangerschaft verdient besondere Beachtung. Fragen Sie nach möglichen Infekten, Gewohnheiten wie Rauchen und Alkoholkonsum, Bestrahlungen und Medikamenten. Vielleicht hat der Säugling während der Geburt unter den Auswirkungen von Anästhesie und Medikamenten gelitten. Bei einer Zangengeburt kann es auch zu körperlichen Verletzungen gekommen sein. Ebenso kann sich ein komplizierter und verzögerter Geburtsverlauf negativ auf das Neugeborene ausgewirkt haben. Diese Faktoren sollten unbedingt in Betracht gezogen werden. Das gleiche gilt für die ersten Wochen nach der Geburt. Gab es medizinische Komplikationen wie Infekte, Ängste, emotionale Unruhen, negative Impfreaktionen, entzündliche Erkrankungen während der Kindheit?

Schritt 5 Bei der Suche nach der Causa sollte die Familienanamnese der letzten zwei Generationen mit in Betracht gezogen werden. Meiner Erfahrung nach sind tuberkulinische und syphilitische

Miasmen vorherrschend.

Schritt 6 Da es sich um ein häufig gesehenes Krankheitsbild in Kinderpraxen handelt, sollte man während der Anamnese besonders auf Eigentümlichkeiten und außergewöhnliche Symptome achten.

Äussere Merkmale:

Schmutziges, dümmlich/waches Aussehen
Fettleibigkeit
Faltige Stirn
Linkisches Auftreten
Unruhig, zappelig
Klammert – besonders an der Mutter
Gestik – steckt Finger in den Mund, bohrt in der Nase, lutscht am Daumen, beißt Nägel.
Drang, laut zu sein und zu berühren
Kreischt und schreit
Gewalttätig
Drang, zu zerstören – Dinge zu zerreissen und zu zerbrechen
Jammert
Schüchtern
Wunsch, sich zu verstecken

Daraufhin sollten die Gemütssymptome betrachtet werden:

1. Zuneigung – Fragen Sie, ob das Kind extrem viel Zuneigung benötigt bzw. diese ablehnt (Trost verschlechtert)
2. Sympathie – Erkundigen Sie sich nach der Sympathie für Andere. Viele Kinder zeigen sich betroffen, wenn Sie glauben, dass jemand anders leidet oder werden traurig, wenn sie ein fremdes Kind weinen hören. In diesem Fall ist „mitfühlend" ein wichtiges Symptom.
   Reagiert empfindsam auf Musik – Erkundigen Sie sich, ob das Kind eine besondere Vorliebe für Musik hat. Die meisten Kinder besitzen ein gutes Rhythmusgefühl; die Vorliebe sollte jedoch ungewöhnlich stark sein, um sie als Symptom verwerten zu können. Kinder mit Down Syndrom oder anderen Formen von geistiger Behinderung zeigen meist eine besonders ausgeprägte Liebe zur Musik, daher ist dies in solchen Fällen kein verwertbares Symptom.

3. Sturheit – Auch hier gilt: nur ein gewisses Maß an übertriebener Sturheit kann als echtes Symptom genommen werden.
4. Extreme Sorgfalt – wenn das Kind ungewöhnlich ordentlich ist, z.B. seine Spielsachen ganz natürlich in Kästen ordnet, ist dies ein sehr wichtiges Symptom.
5. Ängste – Sehr kleine Kinder reagieren äußerst empfindlich auf das kleinste Geräusch. Nur eine übertriebene Geräuschempfindlichkeit kann als Symptom gewertet werden. Angst vor Dunkelheit ist in der Kindheit normal, erst bei älteren Kindern wird es ein Symptom. Auch Angst vor Tieren, Fremden oder anderen Kindern ist nichts Ungewöhnliches bei Kleinkindern. Manche Säuglinge haben Angst vor Abwärtsbewegungen; sie beginnen zu weinen, wenn sie in die Wiege gelegt werden. Bei älteren Kindern zeigt sich diese Form der Angst wenn sie in einem Aufzug abwärtsfahren.
6. Eifersucht – Auch dies ist ein normales Verhalten bei Kindern. Hier ist eher der familiäre Hintergrund ausschlaggebend.
7. Beschwerden durch Tadel – es gibt Kinder, die sehr traurig werden, wenn sie auch nur sanft getadelt werden. Daher ist dies ein wichtiges Symptom.
8. Reiselust – Dies kann nur als Symptom gewertet werden, wenn ein echtes Verlangen dahintersteht.

Körperliche Allgemeinsymptome geben wichtige Hinweise und sollten entsprechend behandelt werden.

1. Verlangen bzw. Abneigung – Fragen Sie die Mutter nach starken Verlangen bzw. Abneigungen bezüglich Nahrungsmitteln und Getränken. Abneigung gegen Schokolade ist wertiger als Verlangen nach Schokolade, es sei denn es handelt sich um eine extreme Form, die von der normalen Lust auf Süßes abweicht. Nicht wenig Kinder essen auch Salz pur. Dementsprechend wird Verlangen nach Salz zu einem wichtigen Symptom.
   Verlangen nach fettem Fleisch ist ungewöhnlich und kann daher auch als wichtiges Symptom gewertet werden.
2. Umfeld – Erkundigen Sie sich in diesem Zusammenhang nach positiven oder negativen körperliche Reaktionen des Kindes auf sein näheres Umfeld: Hitze, Kälte, frische Luft, Meer, Sonne, Wetterwechsel, Wind und Gewitter. Symptome wie „besser im Freien", „verträgt kein heißes Wetter" etc. sollten beachtet werden. Zeitmodalitäten gehören

auch in diese Rubrik, z.B. wenn sich der Zustand des Kindes grundsätzlich gegen 10.00 Uhr morgens verschlechtert oder zwischen 16 Uhr und 20 Uhr... etc.

Schlaf – Fragen Sie nach ...
1) Schlaflage
2) Schlafmuster
3) Nachtschweiß
4) Speichelfluss

Häufig wiederkehrende Träume sind ebenso wichtig.

3. Appetit – Erkundigen Sie sich, ob der Patient einen großen Appetit besitzt. Falls dies mit Gewichtsverlust einhergeht, wird es zu einem wertvollen Symptom.
4. Durst – Gewöhnlich ist Durst vorhanden. Es wird erst zu einem wertvollen Symptom, wenn der Durst besonders stark, in eigentümlicher Form oder garnicht vorhanden ist.
5. Stark riechende Ausscheidungen, wie übelriechender Schweiß etc., können auch wichtige Hinweise geben.
6. Urin und Stuhl – Auch hier sollte besonders auf Eigentümlichkeiten geachtet werden.

Küchengeräte aus Aluminium

Bei manchen Anamnesen zeigen sich ausgeprägte Symptome einer Arzneimittelprüfung auf Aluminium. In solchen Fällen sollten Küchengeräte aus Aluminium nicht weiter benutzt werden. Kinder mit einer Aluminiumempfindlichkeit neigen meist zu zwei oder drei der folgenden Symptome, die leicht von der Mutter identifiziert werden können:

1) häufiges Reiben der Augen
2) verkrampfter Stuhlgang
3) langsames Essen

Bei Allergikern ist daher der Gebrauch von Küchengeschirr aus Aluminium bedenklich.

Arzneimittelwahl

Nach der vollständigen Anamnese sollten die Symptome analysiert, bewertet und zu einem Gesamtbild abgerundet werden – so wie es bei

einer homöopathischen Behandlung üblich ist.
Bei einem akuten Fall ist es empfehlenswert, ein Akutmittel aufgrund des aktuellen Zustandes zu verschreiben. Hier wird Ihnen die nachstehende Tabelle von großem Nutzen sein. Ist die akute Phase vorbei, sollte ein Konstitutionsmittel gegeben werden, das aufgrund der Persönlichkeit und anderen Wesenmerkmalen des Patienten ausgewählt wird. Dabei sollte auch der Familienanamnese und der vorangegangenen Krankheitsgeschichte Beachtung geschenkt werden. Aufgrund des stark tuberkulinen Hintergrundes verlangt diese Störung zur vollkommenen Ausheilung eine Zwischengabe des miasmatischen Mittels Tuberkulinum.

Fallbeschreibungen

Im Folgenden einige Fälle mit Laktose-Unverträglichkeit aus unserer Praxis:

1. **CINA** Ein Mädchen, ein Jahr alt, kam mit Durchfällen. Der Stuhl bestand aus weißem Schleim mit kleinen, weißen Flöckchen, die wie Mais aussahen. Sobald dieses Kind etwas gegessen oder getrunken hatte, bekam es Stuhldrang.
   Sie war außergewöhnlich reizbar und wollte stets getragen werden. Die Eltern berichteten, das Kind sei unruhig und frage ständig nach den unterschiedlichsten Dingen, deren Annahme sie aber verweigere, sobald sie ihr angeboten wurden. Ich beobachtete, dass das Kind fortwährend den Finger in die Nase steckte und heftig darin herumrieb. Ein weiteres Leitsymptom war die Ablehnung von Zärtlichkeiten, selbst von seinen Eltern. Sobald es gestreichelt wurde, begann es zu weinen. Seine Zunge war sauber und rot.
   Cina war das Mittel der Wahl. Es zeigte gute Ergebnisse.
2. **CHAMOMILLA.** Ein Mädchen, sechs Monate alt, litt seit vier Monaten unter Durchfällen begleitet von schweren Darmkoliken, die auftraten, wenn das Kind sehr ärgerlich war. Während der Durchfälle wurde es sehr unruhig, reizbar und hörte nicht auf zu jammern. Das Kind war nur ruhig, wenn es getragen und ständig gehätschelt wurde. Ihr Stuhl war wässrig, grünlich und schleimig, und verursachte perianale Hautabschürfungen. Wegen der Intensität und Besonderheit der Gemütssymptome wurde Chamomilla verschrieben. Zweimal täglich eine Woche lang genommen, zeigte es auffallende Besserung.
3. **MAGN. CARB**. Ein Mädchen, sechs Jahre alt, litt seit zweieinhalb Jahren unter Milchunverträglichkeit. Erstaunlicherweise hatte sie bis zum Alter von 3 1/2 Jahren keinerlei Beschwerden dieser Art. Bei ge-

nauerer Untersuchung ergab sich, dass die Unverträglichkeit ungefähr sechs Monate nach der Trennung der Eltern aufgetreten war. Die Mutter berichtete, das Kind sei Zeuge elterlicher Auseinandersetzungen gewesen. Dies hatte bei ihr zu starken Gefühlen von Unsicherheit und Einsamkeit geführt. Nach der Scheidung war das Kind bei der Mutter allein geblieben, und es war deutlich, wie sehr sie den Vater vermisste. Dies hatte das Krankheitsbild ausgelöst. Nach der Behandlung mit je einer Gabe MAGN. CARB. C 200 besserte sich das Befinden des Kindes. In unserer Praxis hat sich MAGN. CARB. immer wieder als hilfreiche Gabe bei elterlichen Streitigkeiten erwiesen.

4. **MAGN. CARB.** Ein Kind, sechs Monate alt, litt unter grünen, wässrigen Stühlen, die so schmerzhaft waren, dass es während des Stuhlgangs und danach weinen musste. Die Stühle waren schaumig und rochen sauer.
   Das Kind weinte ständig, schien sich unwohl zu fühlen und versuchte, sich durch abgehende Blähungen (Flatulenzen) Erleichterung zu verschaffen.
   Mit der Verschreibung von MAGN. CARB. besserte sich ihr Zustand nachdem RHEUM nicht geholfen hatte.
5. **AETHUSA** Ein Kind, ein Jahr, litt unter starker Milchunverträglichkeit. Es erbrach die Milch sofort – in geronnenem Zustand. Andere Nahrungsmittel wurden gut vertragen. Manchmal erbrach es Speisen, die es einige Stunden zuvor zu sich genommen hatte. Beiden Formen des Erbrechen folgte meist ein Weinen; kleinere Mahlzeiten bekamen dem Kind besser. VALERIANA, das andere angezeigte Mittel bei geronnener Milch, fiel aus, weil die Anamnese weder Reizbarkeit noch Flatulenzen aufwies. Stattdessen wurde AETHUSA verschrieben. Der Zustand des Kindes verbesserte sich zusehends.
6. **RHEUM** Ein Säugling, sechs Monate alt, wurde mit schweren Durchfällen zu uns in die Klinik gebracht. Das Kind war auffallend unruhig und hatte einen sauren Atem. Es schwitzte stark am Kopf.
   Die Mutter berichtete über teigige Stühle mit saurem Geruch.
   Die Mittelwahl fiel auf RHEUM 7 Tage lang, mit gutem Erfolg.
7. **THYROIDINUM** Bei hartnäckigen Fällen von Laktose-Unverträglichkeit haben sich einige wenige Gaben THYROIDINUM als sehr hilfreich erwiesen.
   Diesen Hinweis verdanke ich Dr. A.C. Ghosh aus Kalkutta.
8. **IODOFORM** Kinder von Eltern mit tuberkulinem Miasma oder einer tuberkulösen Erkrankung, die unter chronischem Durchfall mit Verdacht

auf Laktose-Unverträglichkeit leiden, reagieren gut auf IODOFORM.

9. **CALC. PHOS.** Kinder mit einer Laktose-Unverträglichkeit, die sich u.a. in geräuschvollen, herausspritzenden Durchfällen zeigt, reagieren bemerkenswert positiv auf dieses Mittel.
10. **PSORINUM** Bei chronischen Durchfällen aufgrund mangelhafter Hygiene von Kindern aus niedrigen sozial-ökonomischen Verhältnissen, zeigt dieses Mittel eine hervorragende Wirkung.

Arzneimittel 1	Erbrechen 2	Stuhl 3	Schmerzen 4	Besserung 5	Verschlechterung 6
AESCULUS HIPP.		pappig, schmierig, schleimig, weiß, erster Abschnitt schwarz und hart; Endabschnitt milchig-weiß	Anus trocken u. wund, Schmerzen nach Stuhlgang		
AETHUSA CYNAP.	unmittelbar nach dem Essen, kann gelblich od. grünlich sein, käsig, schaumig	dünn, gelblich-grünlich, schleimig, wässrig, sauer	heftig	> frische Luft	< zwischen 3.00 und 4.00 h < während der Zahnung < nach Erbrechen < Bettwärme
AGARICUS MUSCARIUS		übelriechend, dünn, gelblich, grasgrün, plötzlicher Stuhldrang	rumorende Schmerzen im Bauchraum, stechende und schneidende Schmerzen vor Stuhlgang		< nasses Wetter < morgens

Entwicklung 7	Schweiß 8	Kopf 9	Empfindung 10	Gefühle 11	Begleiterscheinungen 12
		dumpfer Stirnkopfschmerz, Trockenheit in Rachen und Kehle	als ob ihm ein Stein im Magen liegen würde	düster, niedergeschlagen, gereizt	dick belegte Zunge – Gefühl, als hätte man sie sich verbrannt, metallischer Mundgeschmack, Durchfälle mit Aufstoßen, Abgang von Flatus, starke Rückenschmerzen
					feucht-kalt, Schwäche nach Erbrechen, schläft sofort ein, wacht sehr hungrig auf - erbricht sich sofort und beginnt das Verhaltensmuster von Neuem, Erbrechen mit Schweiß, erweiterte Pupillen, bläulich-weiße Farbe um Mund herum
spätes Laufenlernen und Sprechen	beim Stuhlgang			geistig erregbar, Dumpfheit bis Idiotie, missmutig eigenwillig, stur	vermehrte Miktion mit Durchfällen, weißer Zungenbelag, beißend-übelriechender Mundgeruch, Aphten am Gaumen

Arzneimittel 1	Erbrechen 2	Stuhl 3	Schmerzen 4	Besserung 5	Verschlechterung 6
ALOE SOCOTRINA	Übelkeit mit Kopfschmerzen	gelb, blutig, gallertartiger Schleim, klumpig wie Froschlaich, Stuhldrang, aber nur Abgang von Flatus	drängende, schneidende, zerreissende Schmerzen beim Stuhlgang, starke Krämpfe im Dickdarm (Tenesmen)	> sich krümmen > Flatus	< beim Uriniren < morgens, zwingt zum Aufstehen < zwischen 5.00 und 10.00 h < feucht-heißes Wetter < Saures < überheizte Räume < Gehen < Sorge
ALUMINA		an manchen Tagen übelriechende Durchfälle, die den Patienten erschöpfen, blutige, spärliche Stühle	linksseitig	> warme Anwendungen > frische Luft	< fertige Säuglingsnahrung < Kartoffeln
AMMONIUM MURIATICUM	Übelkeit nach dem Essen; Reflux (Regurgitation), bitteres Sodbrennen	grünlich-dicker Schleim, weiß und unverdaut wie Fleischreste, wäßrige Durchfälle, abdominale Auszehrung (Phtisis abdominalis)	Rücken, Sakrum, Glieder		< morgens < nach dem Essen
ANTIMONIUM CRUDUM	saures Erbrechen von Milch unmittelbar nachdem sie getrunken wurde	flüssig mit Klumpen aus geronnener Milch, übelriechender gelber Schleim	heftige schneidende Schmerzen vor Stuhlgang		< Aufmerksamkeit < Berührung < angeschaut werden < getragen werden < nachts

Entwicklung 7	Schweiß 8	Kopf 9	Empfindung 10	Gefühle 11	Begleiterscheinungen 12
		Schmerzen nach Stuhlgang	Gurgeln im Bauchraum wie Wasser aus einer Flasche	unzufrieden, bei Schmerz wütend auf sich selbst	Verlangen nach Äpfeln und saftigen Dingen
Schielen (Strabismus) durch Rektusschwäche wähend der Zahnung, zarte Kinder	Fehlen von Schweiß			ernst, launisch, hysterisch	Durchfälle beim Urinieren, Frösteln beim Stuhlgang, Verlangen nach Kreide, Holzkohle und Saurem
				wehleidig, weinerlich, melancholisch	Trockenheit aller Schleimhäute, bitterer Mundgeschmack
				reizbar, Abneigung gegen Berührung	weißer Zungenbelag, Abneigung gegen Milch, Abneigung gegen Baden, Nasenloch und Mundwinkel wund und eingerissen (Rhagaden)

Arzneimittel 1	Erbrechen 2	Stuhl 3	Schmerzen 4	Besserung 5	Verschlechterung 6
APIS MELLIFICA	Erbrechen von Galle; bitter, sauer, flüssig	grünlich, gelblich, wäßrig, reichlich, mit hellroten Klumpen, die aus Anus hervortreten	schmerzfreie Durchfälle, Empfindlichkeit des Abdomens	> frische Luft > kaltes Baden	< morgens < Saures < Hitze < während der Zahnung < Berührung < Bewegung
ARGENTUM NITRICUM	Übelkeit mit lautem Aufstoßen, Erbrechen von Schleim, Rülpsen	spinatgrüne Schleimflocken, mykolymphatische Klumpen, die heraus-spritzen		> Essen > saure Nahrung > sich krümmen > Aufstoßen	< Gefühle < zwischen Mitternacht und 6.00 h < reichhaltiges Essen < Süßigkeiten < Jammern < während der Zahnung < Hitze
ARNICA MONTANA	Erbrechen von Flüssigkeiten	schleimig-blutig, eitrig, unverdaut, übelriechend, braun, häufiger Stuhldrang	Druckschmerz am Anus, Schmerzen nach Stuhlgang	>Flatus	< Liegen auf der linken Seite
ARSENICUM ALBUM	heftiges Erbrechen von saurer Milch	Brechdurchfälle, übelriechende Stühle, die den Anus reizen können, Darmrumoren vor Stuhlgang	Magendruck, brennende Schmerzen	> geholfen werden > getragen werden, besonders, wenn schnell	< 0.00 bis 3.00 h oder 12.00 bis 15.00 h < allein < Gefühle < während der Zahnung

Entwicklung 7	Schweiß 8	Kopf 9	Empfindung 10	Gefühle 11	Begleiterscheinungen 12
Stirnfontanelle groß und eingesunken, nach oben gerollte Augäpfel	kalte Unterarme	heißer Hinterkopf			Schläfrigkeit, Erschöpfung, Durstlosigkeit, Verlangen nach Milch, rotglänzende, geschwollene Zunge
				nervös, gehetzt	Verlangen nach Süßem, Abneigung angeschaut oder berührt zu werden, Auszehrung
	übelriechender Schweiß	Kopf heißer als Körper		unruhig, nervös, erträgt keine Schmerzen, Benommenheit	Aufstoßen mit Geruch nach sauren Eiern, dysenterischer Stuhl (Ruhr) mit Muskelschmerzen, bitterer Mundgeschmack, Verlangen nach Essig, alle Getränke schmecken widerlich
	eiskalte Haut mit feuchtem Schweiß, kalt und klebrig	Verlangen, mit erhöhtem Kopf zu liegen		Angst, allein gelassen zu werden, Unruhe, Ängste, wechselhaft, beim Erwachen wütend und gewalttätig	harter, aufgetriebener Bauch Durst auf kleine Mengen, oft schläfrig, aber nachts schlaflos

Arzneimittel 1	Erbrechen 2	Stuhl 3	Schmerzen 4	Besserung 5	Verschlechterung 6
ASAFOETIDA		gelblich, dun- kelbraun, grün, übelriechend, es kommt nur Schleim, kein Kot, reichlich mit übelriechendem Flatus	heftiger Stuhldrang mit Krämpfen, Schmerzlinderung lassen nach Stuhl- gang, brennende Speiseröhre	> Druck	< nach dem Trinken < nachts
BAPTISIA TINCTORIA	Übelkeit (mit Durst) und Erbrechen	Blutstühle (Me- laena), dunkel, dünn, stinkend, schmerzlos	Frösteln vor Stuhlgang, wäh- renddessen und danach Krämpfe	> flüssige Nah- rung	< heißes Wetter < Herbst < feste Nahrung
BARYTA CARBONICA	zeitweilig sauer	harte, knotige Stühle, Verstop- fung (Obstipati- on), sehr starker Stuhldrang	oft Krämpfe bei Kindern, die sich nicht gut entwi- ckeln, Koliken mit eingezogenem Nabel		< bei Fremden (Scheu) < Kälte < Liegen auf der schmerzenden Seite
BELLADONNA	Aufstoßen, Wür- gen trotz Leere	dicklich-grüner Schleim, lehmfar- bener Stuhl, klein, häufig, unwillkür- licher Stuhlgang	stechende Krämp- fe, die fortwäh- rend gegen Anus und Genitalien drücken als ob alles herausge- drückt würde.	> sich krümmen	< nachmittags < nach Schlaf < heißes Wetter < Bewegung < Druck

Entwicklung 7	Schweiß 8	Kopf 9	Empfindung 10	Gefühle 11	Begleiterscheinungen 12
					ranzig, übelriechendes Aufstoßen bei tuberkulösen Kindern
	übelriechend	heiß, rot, berauscht	als ob Kopf und Körper im Bett verstreut seien		Erschöpfung, gelb-brauner Zungenbelag mit roten Kanten, wunder Mund bei Säuglingen und Schwindsüchtigen, Kind kann nur Flüssiges zu sich nehmen
skrufulöse Kinder, die langsam lernen	übelriechender Fußschweiß			scheu, geistige Schwäche, Idiotie, dümmliches Aussehen	schnelle Sättigung, Abneigung gegen Süßes, ausgezehrter Körper mit Blähbauch, vergrößerte Mesenteriallymphknoten
	Schweiß vor Stuhlgang	heißer Kopf, kalte Hände und Füße, rollt Kopf von einer Seite zur anderen, erweiterte Pupillen, starker Karotispuls		erschrickt leicht, während des Schlafes im Delirium, Stupor	Zungenränder rot mit zwei weißen Streifen in der Zungenmitte, Speichelfluß (Ptyalismus), wenig Durst mit Verlangen, den Mund zu befeuchten

Arzneimittel 1	Erbrechen 2	Stuhl 3	Schmerzen 4	Besserung 5	Verschlechterung 6
BISMUTHUM	Erbrechen unmittelbar nach Flüssigkeitsaufnahme, feste Nahrung wird zurückbehalten, krampfartiges Würgen	breiig, wäßrig, aashafter Geruch, schmerzlos, Brechdurchfall bei Säuglingen (Cholera infantum)	Rumoren im Darm vor Stuhlgang, Krämpfe beim Stuhlgang, Brennen in der Magengrube		
BORAX	sauer, schleimig, nach Verzehr von Schokolade	hellgelb, schleimig-grün, übelriechend, schmerzlos	Brennen im Rektum während Stuhlgang		< Stillen des Säuglings < während der Zahnung < Früchte (Birnen und Äpfel) < nach dem Frühstück < nach Schokolade
BOVISTA	Übelkeit morgens	flüssig, gelb, erster Abschnitt hart; letzter dünn	Stuhldrang, schmerzverzerrtes Gesicht beim Stuhlgang, Krämpfe (Tenesmen), Brennen am Anus, Kolik beim Essen	> nach dem Frühstück > Essen	< früh morgens
BRYONIA ALBA	Übelkeit und Ohnmachtsgefühl beim Sitzen, Würgen und Erbrechen von bitter-grünen Substanzen	braun, reichlich, breiig, dunkelgrün wie schmutziges Wasser, mit Unverdautem, Geruch wie verdorbener Käse, Durchfälle im Wechsel mit Verstopfung	krampfartige, schneidende Schmerzen vor Stuhlgang	> Ruhe > Druck	< beim Aufstehen < heißes Wetter < unterdrückte Ausschläge < nach Milch < gedünstetes Obst oder Gemüse < Bewegung

Entwicklung 7	Schweiß 8	Kopf 9	Empfindung 10	Gefühle 11	Begleiterscheinungen 12
				Verlangen nach Gesellschaft	extreme Erschöpfung nach Stuhlgang, blasses Gesicht mit bläulichen Ringen unter den Augen, dicker weißer Zungenbelag, trinkt große Mengen Wasser
				nervös, faul, unzufrieden vor Stuhlgang, danach fröhlich, schrickt auf bei Geräusch, ängstlich bei Abwärtsbewegung	Aphten, Kind schreit während des Stillens, Verlangen nach Saurem
		starke Kopfschmerzen	als ob Würmer in den Anus kriechen würden	Stottern bei Kindern	Blähbauch
				Beschwerden durch Ärger und Verdruss, kapriziös	trockener Mund, Kind lässt sich nicht stillen, bis der Mund befeuchtet ist

Arzneimittel 1	Erbrechen 2	Stuhl 3	Schmerzen 4	Besserung 5	Verschlechterung 6
CALCAREA CARBONICA	saures Erbrechen von Milch und Quark	unverdaute, saure Milch, wäßrig, lehmfarben	Blähungsgefühl im Magen nach dem Essen mit Aufstoßen	> Wärme	< zwischen 2.00 und 3.00 h < Berührung und Druck < während der Zahnung < Mondphasen
CALCAREA PHOSPHORICA	Erbrechen von Milch	grün, schleimig, sauer, mit kleinen weißen Eiterflecken oder -flocken	heftige Schmerzen		< kalte Getränke < nachts < Fruchtsäfte < während der Zahnung
CAMPHORA	Übelkeit	wie Kaffeesatz, unwillkürliche, reiswasserartige Stühle wie plötzliche Durchfälle	Druck in der Magengrube mit kolikartigen Schmerzen, druckempfindlich mit Brennen in Speiseröhre und Magen	> Wärme > Denken an Beschwerden	< heiße Sonne nach kalter Dusche < Fieber < bedeckt werden
CARBO VEGETABILIS	Übelkeit morgens	braun, wäßrig, aschgrau, aashafter Geruch, gegorene Speisereste	bemüht sich sehr um weichen Stuhl, Juckreiz und quälendes Brennen im Rektum	> Aufstoßen > Luft zufächeln > Kälte	< Eiscreme < Eiswasser < fette Speisen < Butter < Wärme < feuchtes Wetter < Kaffee

Entwicklung 7	Schweiß 8	Kopf 9	Empfindung 10	Gefühle 11	Begleiterscheinungen 12
langsame Entwicklung, verzögerte Zahnung und spätes Laufenlernen	Kopfschweiß während des Schlafes, saurer Geruch, Gesicht errötet leicht	offene Stirnfontanelle, großer Kopf, Wasserkopf (Hydrocephalus)			dicklich, blond, Drüsenschwellungen, großer Bauch, Verlangen nach Eiern und nicht Essbarem, feucht-kalte Füße
verzögerte Zahnung und spätes Laufenlernen	Kopf- und Stirnschweiß während des Schlafes	Fontanellen (besonders die kleinen am Hinterhaupt) schließen sehr spät, großer Kopf			dünn, dunkelhäutig, reizbar, verdrießlich, Verlangen, oft gefüttert zu werden, lehnt Muttermilch ab, Nacken ist zu dünn, um den Kopf zu halten, Hunger gegen 16.00 h
skrufulöse Kinder	Schwäche durch Schweiß, kalter Schweiß			Kummer, Abneigung, Antipathie	eiskalter Körper, blasses, blaues Gesicht, starker Durst, heisere, schwache Stimme, Wadenkrämpfe
	eiskalte Nase, Wangen und Fingerspitzen, schwitzt beim Essen			Ruhelosigkeit und Ängste zwischen 16.00 und 18.00 Uhr, reizbar, beißt und tritt	Abgang von Flatus beim Essen, eiskalte Füße und Beine, gelblich-braune Zunge

Arzneimittel 1	Erbrechen 2	Stuhl 3	Schmerzen 4	Besserung 5	Verschlechterung 6
CAUSTICUM	Übelkeit nach Stuhlgang, salziges Sodbrennen	flüssig, weißer Schleim mit Kotklumpen, Stuhlgang nur im Stehen möglich	Bauchschmerzen vor Stuhlgang, Schwindel während Stuhlgang	> Lockern der Kleidung im Bauchbereich > feucht-nasses Wetter > Bettwärme	< abends < nachts < kalte Luft < frisches Fleisch
CHAMOMILLA	möglicherweise sauer	spinatgrüne Durchfälle oder gelblich-grüne, mit Schleim, Geruch wie faule Eier	nach Wut und Frustration, Blähbauch, krümmt sich und schreit vor Schmerzen	> getragen werden > warme Anwendungen	< angeschaut werden < Berührung < Wind < nachts < zwischen 9.00 und 21.00 h < während der Zahnung
CINA	Erbrechen unmittelbar nach dem Essen oder Trinken	mit Schleimklumpen wie Popcorn, blutig, im Wechsel mit Verstopfung	zwickende Schmerzen im Nabelbereich vor Stuhlgang	> Wiegen	< während der Zahnung < tagsüber < nach dem Trinken
CINCHONA OFFICINALIS	Schwindel mit Gefühl zu versinken, begleitet von Erbrechen	gelblich, wäßrig, mit Unverdautem, schokoladenfarben, reichlich, schaumig, unwillkürlicher Stuhlgang übelriechend, schmerzlos, Stuhlgang ist schwierig, auch bei weicher Konsistenz	Kolik vor Stuhlgang, Stiche und beißendes Gefühl im Rektum während Stuhlgang, gefolgt von nervösem wurmähnlichem Zittern im Rektum nach Stuhlgang	> sich krümmen	< nach dem Essen < nachts < heißes Wetter < nach Obst < nach Masern < nach schwerer akuter Krankheit < Flüssigkeitsverlust < Milch

Entwicklung 7	Schweiß 8	Kopf 9	Empfindung 10	Gefühle 11	Begleiterscheinungen 12
skrufulöse Kinder			als ob ein Fremdkörper im oberen Abschnitt der Speiseröhre säße und einen ständigen Schluckreflex auslöse	weint bei jeder Kleinigkeit, Angst vor Fremden und in Dunkelheit	teigiges Gesicht, Schwindelgefühl
	heißer Kopfschweiß, Gesichtsschweiß beim Essen und Trinken	Kopfschweiß während des Schlafes		Beschwerden durch Zorn, reizbar, wütend, zornig, wirft das, wonach er gefragt hat, von sich	eine Wange blass, die andere rot, bläuliche Ringe unter den Augen, warmblütig, Anus von Stuhl gerötet
dicke, rosige skrufulöse Kinder		Kopfschmerz im Wechsel mit Bauchschmerzen		reizbar, wütend, hässlich, verlangt viele Dinge, aber lehnt sie ab, wenn sie ihm angeboten werden	wechselnder Appetit, Zähneknirschen, Würmer, Krämpfe, Wangenröte, spielt mit den Lippen oder bohrt in der Nase
	reichlich Nachtschweiß	gerötetes Gesicht nach Elektrolytverlust	Magenkälte	Gleichgültigkeit	dunkle, trockene aufgesprungene Lippen, weiße Zunge mit gelbem Belag, großer Appetit, Verlangen, nachts häufig zu trinken, eiskaltes Kinn, Nase und Ohrenspitzen, Abgang von Flatus

Arzneimittel 1	Erbrechen 2	Stuhl 3	Schmerzen 4	Besserung 5	Verschlechterung 6
COLCHICUM	Erbrechen < Bewegung, Übelkeit < Fisch, Eier, Brühe, Erbrechen von bitteren Substanzen mit anhaltendem Aufstoßen	wäßrig-weißer, gallertartiger Schleim mit blutigen Streifen und Klumpen, orange-gelber Stuhl mit weißen Streifen	Kolik und Kälte, krümmt sich vor starken Krämpfen (Tenesmen)	> sich krümmen > sich bücken	< im Herbst < feucht-heißes Wetter < abends < Bewegung < Geruch von Speisen
COLOCYNTHIS	Erbrechen nach starken Schmerzen	safran-gelb, anfangs wäßrig-schleimig, später mit Galle und Blut, modriger Geruch wie brennendes Packpapier	Krämpfe, die an Heftigkeit zunehmen	> sich krümmen > harter Druck > Wärme > Liegen mit nach vorn gebeugtem Kopf	< Wut und Demütigung
COLOSTRUM	Erbrechen von sauren und bitteren Substanzen	grünlich-wäßrig, reichlich, mit saurem Geruch, wundmachend	kolikartige Schmerzen im Schambereich (Hypogastrium) während Stuhlgang		< Stillen bei Säuglingen < während der Zahnung
CORNUS CIRCINATA	Erbrechen mit klebrigem Schweiß	dunkel, gallig-grünlich, schleimig, wäßrig, meist übelriechend, spärlich	kolikartige Schmerzen im Nabelbereich, Tenesmen	> nach Abgang von übelriechendem Flabus	< nach dem Essen < morgens < während der Zahnung
CROTON TIGLIUM	Übelkeit, heftiges Erbrechen von Unverdautem	dunkel, bräunlich-grün, unverdaut, schleimig, häufig und spärlich, wäßrig-gelber Stuhl, der in reichlichen Mengen herausspritzt	schneidende, kolikartige Schmerzen	> heiße Milch	< nach dem Trinken < nach dem Essen < während des Stillens < Süßigkeiten < Sommertag

Entwicklung 7	Schweiß 8	Kopf 9	Empfindung 10	Gefühle 11	Begleiterscheinungen 12
	Beschwerden durch unterdrückten Schweiß		unwillkürlicher Stuhlabgang (Inkontinenz) ohne dass der Patient es bemerkt, Brennen oder Eiseskälte im Bauchbereich	mürrisch < Licht < Geräusche < Berührung	Erschöpfung, Kind schläft nach Tenesmen sofort auf der Toilette ein, Speichelfluss, Durst auf Getränke mit Sprudel
		Kopfschmerz mit Übelkeit und Erbrechen		reizbar bei Demütigung, Zorn und Entrüstung	Heißhunger, bitterer Mundgeschmack, Krämpfe während der Zahnung
				nervöse Reizbarkeit, Apathie	blasses Gesicht, gelber Zungenbelag, der gesamte Körper riecht sauer
	generalisierter Schweiß, Frösteln gefolgt von Hitzewallungen und Schweiß	dumpfes Gefühl im Kopf > nach Stuhlgang			Schläfrigkeit und dumpfes Gefühl im Kopf, gelbes, eingefallenes Gesicht, Schwäche
	Stirnschweiß nach Stuhl		unangenehmes Gefühl am gesamten Körper	Ängste	starke Blässe und Schwäche, eingefallenes Gesicht, Pergamentlippen, kalter Körper

Arzneimittel 1	Erbrechen 2	Stuhl 3	Schmerzen 4	Besserung 5	Verschlechterung 6
CUPRUM METALLICUM	Erbrechen > Trinken, vernichtende Übelkeit, heftiges Erbrechen von Galle	wäßrig-schwarz mit Flocken, häufig	heftige Koliken mit Bauchkrämpfen, schreit vor Schmerzen	> kaltes Wasser trinken	
DULCAMARA	Erbrechen von zähem Schleim	gelblich-grün, wäßrig, schleimig, blutig, veränderlich mit saurem Geruch	Krämpfe und Koliken, Brennen am Anus nach Stuhlgang		< bei Abkühlung < heiße Tage und kalte Nächte < Eiscreme < kalte Getränke < während der Zahnung
FERRUM METALLICUM	Erbrechen von Speisen kurz nach dem Essen	wäßrig-schleimig mit Darmfasern, braun wie Reiswasser	Rektumprolaps bei Kindern, krampfartige Schmerzen im Rektum	> nach dem Aufstehen > sanftes Gehen	< Missbrauch von Chinarinde < nachts < Ruhe < Essen < Trinken
GAMBOGIA	Übelkeit nach Essen und Trinken	Durchfälle und Ruhr bei Säuglingen, gelber dünner Kot; übelriechend, dunkelgrün, schleimig, häufiger Stuhlgang, vollständige Entleerung nach nur einer anhaltenden Anstrengung	schneidend, plötzlicher Stuhldrang mit scharfen, zwickenden Schmerzen, die den Patienten zwingen, Arme und Beine an den Körper zu ziehen, große Erleichterung nach Stuhlgang	> Druck auf Bauch	< später Vormittag < bei Abkühlung < bei Kindern < heißer Schweiß < nach dem Essen

Entwicklung 7	Schweiß 8	Kopf 9	Empfindung 10	Gefühle 11	Begleiterscheinungen 12
	generalisierter kalter Schweiß		Enge unter Sternum	Ruhelosigkeit, große Erwartungsangst	Gesicht und Lippen blau und kalt, eingesunkene tiefe Augen, sehr starker Durst, Verlangen nach warmen Speisen und Getränken, Krämpfe, bei denen sich der Daumen über Handfläche zusammenzieht
	Schweiß vor Stuhlgang, trockene, heiße Haut			Ungeduld, Apathie	blasses Gesicht, trockene Zunge, Durst auf kalte Getränke, allgemeine Erschöpfung
	Erschöpfung durch Schweiß, kalte Hautoberfläche mit saurem Schweiß		als ob ein Gewicht auf den Baucheingeweiden läge	mürrisch, weinerlich	erhitztes Gesicht mit roten Wangen, Abneigung gegen Saures, Eier, Fleisch
	kalter Schweiß auf Gliedern		Körper fühlt sich wund an	Niedergeschlagenheit, Traurigkeit	bitterer Mundgeschmack, guter Appetit, aber schon geringe Mengen sättigen, lustvoller Juckreiz in Augenwinkel und auf Lidern

Arzneimittel 1	Erbrechen 2	Stuhl 3	Schmerzen 4	Besserung 5	Verschlechterung 6
GELSEMIUM S.		cremefarben mit Kotklumpen gallig, unwillkürlicher Stuhlgang	Kolik mit Abgang von Flatus vor Stuhlgang, erschwerte Entleerung		< plötzliche depressive Verstimmung < Trauer, Angst, schlechte Nachrichten, < während der Zahnung
GRATIOLA	Erbrechen von grünem, galligen Wasser	wäßrig-grüne, schaumige Durchfälle, gewaltsame, schmerzlose Entleerung in einem Schwall	Brennen am Anus, Krämpfe und Koliken nach Abendessen		< Trinken von zuviel Wasser
IPECACUANHA	Übelkeit, Aufstoßen mit Erbrechen unmittelbar nach dem Essen	grüner Schleim, klumpig, wäßrig oder zitronenfarben oder wie schaumige Melasse	starke Krämpfe	> Druck > Ruhe	< abends < nachts < während der Zahnung < Bewegung < warme Winde
JALAPA	Erbrechen	wässrig-sauer oder dünn, schlammfarben	Kolik nur nachts, mit oder ohne Durchfälle	> tagsüber	< nachts < während der Zahnung
JATROPHA CURCAS	Erbrechen von reichlich dunkelgrüner Galle und Albuminen	wässrig, reichlich, schießt heraus wie ein reissender Strom	gurgelndes Geräusch als ob eine Flasche geleert wird, starke Krämpfe		
KALI BICHROMICUM	Schwere unmittelbar nach dem Essen, Übelkeit und Drang, sich zu erbrechen	bräunlich-schaumig, wäßrig, hervorschiessend, blutig, gallertartig	nagende Schmerzen über Nabel während Stuhlgang, Tenesmen	> Essen	< morgens < periodisch < Sommer < heißes Wetter

Entwicklung 7	Schweiß 8	Kopf 9	Empfindung 10	Gefühle 11	Begleiterscheinungen 12
		Schwere und dumpfes Gefühl	Leere und Schwäche in der Magengrube	erregt, Kind beginnt, zu schreien und möchte alleingelassen werden, Beschwerden durch Erwartung	übelriechender Atem, gelblich-weiße Zunge, Durstlosigkeit, Schläfrigkeit, Frösteln am Rücken
		Blut schießt in Kopf und verursacht starke Kopfschmerzen	kaltes Gefühl im Magen, als ob er mit Wasser gefüllt sei		Ansammlung von klarem Wasser im Mund mit ständigem Verlangen, zu spucken
schwaches Kind mit Neigung zu Erkältungen, Fontanellen schließen spät	Erbrechen mit Schweiß, kalter Stirnschweiß	Fontanellen schließen sehr spät			blasses Gesicht, bläuliche Ringe unter den Augen, vermehrter Speichelfluss (sabbern)
				Sorgen, extreme Unruhe	bläulich-kaltes Gesicht, Anus ist wund
	kalter, klebriger Schweiß			Apathie, gleichgültig gegenüber Schmerzen	Trockenheit und Brennen in Mund, Zunge und Kehle, Durst, dicke, hellhäutige Personen
		Kopfschmerz über Augenbrauen		launisch, traurig	Landkartenzunge, glänzend, rot und trocken, schaumiger Speichel, dickes oder dünnes Kind, heiße rote Wangen, gelbe Blässe

Arzneimittel 1	Erbrechen 2	Stuhl 3	Schmerzen 4	Besserung 5	Verschlechterung 6
KREOSOTUM	erbricht abends alles, was er tagsüber zu sich genommen hat, erbricht unverdaute Milch	wäßrig-grün oder dunkelbraun, übelriechend	Empfindlichkeit des Magens	> Zärtlichkeiten > Wärme > Bewegung	< drückende Kleidung < 18.00 bis 6.00 h < während der Zahnung (sehr schmerzhaft) < frische Luft
LAC DEFLORATUM	saures oder galliges Erbrechen	Durchfälle, insbesondere aufgrund von Milchunverträglichkeit	Bauchraum berührungsempfindlich	> Ruhe	< Bewegung
LYCOPODIUM	saures Erbrechen und Rückfluss (Regurgitation)	mit Unverdautem	Schmerzen durch starken Flatus und Krämpfe, heftiges Rumoren, besonders linksseitig	> warme Speisen > Streichen des Bauches, besonders mit den Händen, > getragen werden > kühle Luft > kalte Anwendungen	< 16.00 bis 20.00 Uhr < Milch < Austern < Wechsel von Kälte zu Wärme
MAGNESIUM CARBONICUM	saures Aufstoßen	grünlich-schmutzig, schaumig wie Froschlaich, weiße Klumpen in grünen Stühlen möglich, grüner Schleim mit saurer, geronnener Milch oder weiß, zart, wächsern	Schmerzen mit Rumoren im Darm und Abgang von Flatus		< während der Zahnung < Sommer < tagsüber < nachts (Schlaflosigkeit)
MERCURIUS C.	übermäßiger Speichelfluss (Ptyalismus), Erbrechen von albuminöser, faseriger Materie	gehackt, blutig, schleimig, übelriechend	schneidende Schmerzen, Tenesmen	> Ruhe	< abends < nachts

Entwicklung 7	Schweiß 8	Kopf 9	Empfindung 10	Gefühle 11	Begleiterscheinungen 12
				große Reizbarkeit	Gaumen scheinen von schwarzer Flüssigkeit benetzt, schwarzgefleckte Zähne schneller Verfall, vermehrter Speichelfluß
	kühle schwache Fingerspitzen				
	saurer Kopfschweiß			apathisch, traurig, reizbar oder nervös	Sättigung bereits nach kleinen Mengen, Hunger wächst beim Essen, schläft mit halbgeschlossenen Augen, erwacht schreiend, Urin hinterlässt roten Sand auf der Windel
					weiße oder gelbe Zunge, Aphten, verweigert Milch, saurer Körpergeruch, geringer Muskeltonus
			empfindliche Magengrube		kalte Hände und Gesicht, schwacher kleiner Puls, lockere Zähne und Zahnfleisch

Arzneimittel 1	Erbrechen 2	Stuhl 3	Schmerzen 4	Besserung 5	Verschlechterung 6
MERCURIUS SOLUBILIS	Schluckauf und Rückfluss (Regurgitation)	grünlich, schleimig-blutig	stechende Schmerzen im Bauchraum mit Krämpfen aufgrund von Flatus, Tenesmen	> sich niederlegen > stillstehen	< Höhe < feucht-nasses Wetter < Bettwärme < nachts
NATRIUM CARBONICUM		gelblich, weich, Stuhl ähnelt manchmal Fruchtfleisch einer Orange		> Essen, besonders Getreide (Müsli)	< Hunger < 5.00 Uhr < 10.00 oder 11.00 Uhr < 17.00 und 23.00 Uhr < Sonne < Wetterwechsel, Gewitter < Milch
NATRIUM MURIATICUM		schwarz, grünlich-wäßrig oder wie Eiweiss			< 2.00 und 10.00 Uhr < Trost < Geräusche - schreckt leicht auf

Entwicklung 7	Schweiß 8	Kopf 9	Empfindung 10	Gefühle 11	Begleiterscheinungen 12
	reichlich Schweiß, der nicht nachlässt			ängstlich, unruhig, gehetzte Sprache, Stottern wegen Zittern von Mund und Zunge	süßlich-metallischer Mundgeschmack, vermehrter Speichelfluss, ständiger Hunger, Durst auf kalte Getränke, schwere dicke Zunge mit Zahneindrücken, Aphten in Mund
				Kind springt auf, weint im Schlaf, erschrickt leicht	Abneigung gegen Milch, Soor bei Säuglingen – weiße Flecken bei nervösen, ausgezehrten Kindern, bläuliche Ringe um die Augen, geschwollene Lider, schwache Knöchel, häufig Schluckauf
verzögertes Laufen- und Sprechenlernen				zurückgezogen, traurig, nicht anhänglich, reizbar	Herpes simplex, Risse in den Mundwinkeln (Rhagaden), Säuglinge gleichen runzeligen alten Männern, trockene, ausgezehrte Stellen in Gesicht und Nacken (siehe Lycopodium), Verlangen nach Salz, gelblich-wächsernes, blasses Gesicht, chronische Durchfälle bei Kindern

Arzneimittel 1	Erbrechen 2	Stuhl 3	Schmerzen 4	Besserung 5	Verschlechterun 6
NATRIUM SULFURICUM	saures, galliges Erbrechen mit Sodbrennen und Abgang von Flatus	gelblich-wäßrig, morgens lockere Stühle	Blähungskoliken vor dem Frühstück mit scharfen, stechenden Schmerzen, kann enge Kleidung nicht vertragen	> trockenes Wetter > Druck > Positionswechsel	< morgens < Nasswetterperiode < nach dem Aufstehen
NITRICUM ACIDUM		schleimig, übelriechend, Anusprolaps mit Fisteln und Rissen um den Anus herum	heftig schneidender Schmerz nach Stuhlgang (wie ein Splitter), große Anstrengung	Kolik > enge Kleidung > Bewegung > Essen	< extreme Temperaturen
NUX VOMICA	Möglicher Würgereiz ohne sich leicht erbrechen zu können	Drang während der Zahnung – kann Darm nur in sehr kleinen Mengen entleeren			< 3.00 bis 5.00 Uhr < morgens < kalte Luft < 1-2 Stunden nach dem Essen
PAULLINIA SORBILIS		reichlich, blutig, hellgrüne Flocken, geruchlos, Brechdurchfall bei Säuglingen (Cholera infantum)			< während der Zahnung < Sommer
PHOSPHORICUM ACIDUM	Übelkeit nach sauren Speisen und Getränken	unwillkürlicher Stuhl, wäßrig, schmerzlos mit starkem Abgang von Flatus		> sich warm halten	

Entwicklung 7	Schweiß 8	Kopf 9	Empfindung 10	Gefühle 11	Begleiterscheinungen 12
hydrogenoide Konstitution		Spinale Meningitis		musisch, Kind mag nicht sprechen oder angesprochen werden	brauner bitterer Zungenbelag, gelbe Gesichtsfarbe, Durst auf kalte Getränke, Warzen auf dem gesamten Körper
	übelriechender Fußschweiß nachts			reizbar, hasserfüllt und rachsüchtig, eigenwillig	stinkender Atem, Zahnfleischbluten, saubere rote Zunge mit Mittelfurchen, Heißhunger auf Süßes, Verlangen nach Unverdaulichem, Fett und Salz
				reizbar, licht- und geräuschempfindlich, hypersensibel nach Nahrungs- oder Diätwechsel	saurer Atem, Soor, Frösteln, Neugeborenengelbsucht (Icterus neonatorum)
		Kopfschwere		unruhig	Appetitverlust, überwältigende Schläfrigkeit
				apathisch, verwirrt, gleichgültig	schwächliche, zarte, rückfällige Kinder, Verlangen nach saftigen Dingen und kalter Milch, Schläfrigkeit nach dem Essen, Beschwerden als Folge einer akuten Erkrankung

Arzneimittel 1	Erbrechen 2	Stuhl 3	Schmerzen 4	Besserung 5	Verschlechterun 6
PHOSPHORUS	Erbrechen von Wasser, sobald es sich im Magen erwärmt hat, schwallartiges Erbrechen von Unverdautem	schwierig, aber schmerzlos, reichlich, schwächend, Durchfälle mit Stücken wie Sago, grüner Schleim	Krämpfe (Tenesmen)	> kalte Speisen > Eis > Eiscreme > nach Schlaf	< morgens < warme Speisen < nach dem Essen < beim Stillen
PULSATILLA	Erbrechen von saurem, bitteren Schleim oder Speisen	veränderlich – kein Stuhl gleicht dem anderen: grün, gelb, weiß, wäßrig, schleimig etc.	schmerzhaftes Rumoren im Darm	> gewiegt, getragen oder gehalten werden > langsame Bewegungen > frische Luft > im Freien	< Dämmerung < nachts < Eiscreme < reichhaltige Speisen < Wärme oder stickige Räume
RHEUM		sehr saurer, brauner Stuhl mit Schleim oder dünn und breiig mit geronnener Milch, Durchfälle bei Bewegung, z.B. Krabbeln	krümmt sich oder wird steif		< während der Zahnung < Essen < Sommer

Entwicklung 7	Schweiß 8	Kopf 9	Empfindung 10	Gefühle 11	Begleiterscheinungen 12
	reichlich Nachtschweiß		als ob die Speiseröhrenmündung eingeengt wäre, erschwertes Schlucken		große schlanke Personen, Verlangen nach kalten Getränken, eingesunkene Augen mit bläulichen Ringen, durchscheinende Haut, trockene weiße Zunge mit Rissen, extrem empfindlich auf äußere Einflüsse
	einseitiger Schweiß möglich	der Schweiß, kann auch nur am Kopf auftreten		launisch, sanft, mild, weinerlich, traurig,	schlechter Atem – meist bei blonden, blauäugigen Kindern (braune Augen sind keine Kontraindikation), eine Wange blass, die andere rot, Abneigung gegen Milch, Verdauungsstörung durch Butter (nach der sie verlangen hat) oder öligen Speisen,
					Frösteln mit Darmgeräuschen

Arzneimittel 1	Erbrechen 2	Stuhl 3	Schmerzen 4	Besserung 5	Verschlechterung 6
RUMEX CRISPUS	Übelkeit vor Stuhlgang	übelriechend, braun, wäßrig, schmerzlos	plötzlicher Stuhldrang, der zum Aufstehen zwingt		< morgens < Bewegung
SECALE CORNUTUM	Würgereiz unmittelbar nach dem Essen mit nachfolgendem Erbrechen, grün, übelriechend	wäßrig und schleimig, olivgrün, flockig, übelriechend, herausspritzend	schneidend		< Cholera < Essen und Trinken < Fleisch
SEPIA	Übelkeit vor Stuhlgang	grünlich-schleimig, gallertartig, quillt ständig aus Anus heraus, schnelle Entleerung, saurer Stuhl	Anusprolaps beim Stuhlgang	> Druck > Bettwärme > zieht seine Arme und Beine an > nach Schlaf	< nach Milch < nach gekochter Milch < während der Zahnung < Kartoffeln

Entwicklung 7	Schweiß 8	Kopf 9	Empfindung 10	Gefühle 11	Begleiterscheinungen 12
					Husten mit Durchfall, trockener Mund mit gelber Zunge, starker trockener Husten mit Kitzeln im Kehlkopf
			starkes Angstgefühl in der Magengrube		dünne, kühle, bläuliche, runzelige Haut, kalte Glieder, blasses, eingefallenes Gesicht, verzerrte Züge, eingesunkene Augen, trockener Mund, gelblich-weiße Zunge, unstillbarer Durst, Ameisenkribbeln
offene Fontanellen	klebrig-kühler Schweiß mit Abneigung, bedeckt zu werden	wirft den Kopf nach hinten und nach vorn	leeres Gefühl im Magen, das sich nicht durch Essen bessert		blasses, fahles Gesicht, gelber Nasensattel, Mundgeruch (foetor ex ore), Abneigung gegen Fleisch und Milch, trüber Urin, übelriechend mit lehmfarbenem Sediment, schnelle Erschöpfung nach Stuhlgang

Arzneimittel 1	Erbrechen 2	Stuhl 3	Schmerzen 4	Besserung 5	Verschlechterun[g] 6
SILICEA	Erbrechen von Milch < vormittags	mit Unverdautem, Geronnenem im Stuhl, wäßrig, schleimig oder schaumig, mit üblem oder saurem Geruch, Durchfälle	Rumoren im Darm mit übelriechendem Flatus	> Gehen > Wärme	< während der Zahnung < nach Impfung (Durchfälle)
STAPHISAGRIA		scharf und wundmachend, Geruch wie faule Eier	Krämpfe im Rektum, heißer Flatus, Juckreiz am Anus		< nach Trinken von kaltem Wasser < nach dem Essen < Demütigung < Verletzung

Entwicklung 7	Schweiß 8	Kopf 9	Empfindung 10	Gefühle 11	Begleiterscheinungen 12
verzögerte Zahnung, verzögertes Laufenlernen, schwacher Muskeltonus, wenig Antrieb, schwache Knöchel, Fontanellen schließen spät	übelriechender Kopf-und Fußschweiß möglich	saurer, übelriechender Schweiß – entweder nur am Kopf oder auf gesamter Kopfhaut und Stirn			dünn mit großen Bäuchen (siehe wie CALC. CARB. und LYC.), große Köpfe möglich, faltiges Gesicht mit eingesunkenen Augen, Abneigung gegen Muttermilch, feine Haut und Haare, schrickt bei dem kleinsten Geräusch zusammen, fröstelt, scheint hungrig, aber Appetit vergeht beim Essen, Schluckauf, Verlangen nach Sand und Schmutz
schwaches, kränkelndes Kind	übelriechender Schweiß nachts		als ob der Magen herunterhinge	reagiert auf den geringsten Einfluss, bittet um Dinge und lehnt sie dann ab	helles Zahnfleisch, blutende und lockere Zähne, die sich sofort nach Erscheinen dunkel verfärben und ausfallen, Heißhunger sogar nach dem Essen, Durstlosigkeit

Arzneimittel 1	Erbrechen 2	Stuhl 3	Schmerzen 4	Besserung 5	Verschlechterung 6
SULPHUR	Verschiedene Formen des Erbrechens: sauer, gallig, Speisen etc.	Durchfälle und Koliken, besonders nachts			< Druck < 11.00 h (Hunger)
THUJA	ranziges Aufstoßen nach fetten Speisen	blassgelb, ölig oder fettig, gewaltsame Entleerung in einem Schwall mit starkem Gurgeln wie Wasser aus einem Spundloch, Brechdurchfälle bei Säuglingen (Cholera infantum)	Fissuren am Anus, schmerzhaft bei Berührung		< morgens < Frühstück < Kaffee < Zwiebeln < fette Speisen < nach Impfungen

Entwicklung 7	Schweiß 8	Kopf 9	Empfindung 10	Gefühle 11	Begleiterscheinungen 12
spätes Laufenlernen und schwache Mus-keln, Fontanellen schließen spät	kühler Gesichtsschweiß (auch mit Erbrechen)	Kopfschweiß		stur, reizbar, häufig frühreif und altklug	Abneigung gegen Baden – haßt Wasser, Stuhl reizt Anus, blasses Gesicht, weißer Zungenbelag mit roter Zungenspitze möglich, ständiger Durst, von Natur aus sehr warmblütig, möchte immer Schuhe und Strümpfe ausziehen, schläft mit halbgeschlossenen Augen, spricht manchmal im Schlaf, starker Körpergeruch, riecht häufig nach Stuhl, sogar nach dem Waschen
hydrogenoide Konstitution	übelriechender Schweiß, nur an allen entblößten Teilen des Körpers - außer am Kopf	linksseitiger Kopfschmerz, fettiges Gesicht	als ob sich etwas Lebendiges im Bauch herumbewege		Abneigung gegen Frischfleisch, Kartoffeln, Zähne verkümmern an der Wurzel, die Kronen bleiben intakt, starker Durst, Verlangen nach kalten Speisen und Getränken, schnelle Auszehrung

Arzneimittel 1	Erbrechen 2	Stuhl 3	Schmerzen 4	Besserung 5	Verschlechterun 6
TROMBIDIUM		dünner, brauner Stuhl, blutig mit harten Klumpen, quillt ständig hervor	krampfartige Bauchchmerzen vor Stuhlgang, linksseitig, Brennen im Anus, schreit vor Schmerz wegen Kolik		< Essen < Trinken < Obst, Zucker
VERATRUM ALBUM	starkes Erbrechen nach Trinken	grünlich, bräunlich, schwärzlich, wäßrig mit Flocken, wie Reiswasser, gallig-schleimig, zersetzend, übelriechend	starke Koliken mit zwickenden Schmerzen und Rumoren im Darm		< Trinken < Bewegung < heißes Wetter < nachts

Entwicklung 7	Schweiß 8	Kopf 9	Empfindung 10	Gefühle 11	Begleiterscheinungen 12
	Schweiß vor Stuhlgang				Appetitverlust
Nacken zu schwach, um Kopf zu halten	kalter Stirnschweiß		als ob ein Stück Eis auf dem Scheitel läge, kaltes Gefühl im Bauch, als ob der Bauch nach unten absinken würde und leer sei		Ein Bild des Zusammenbruchs: Kälte, Schwäche, bläuliche Farbe, Schwäche nach Erbrechen, Verlangen nach saftigem Obst und kühlen Getränken, Heißhunger